LE
TRAITEMENT DU CANCER DE L'UTÉRUS
(EN DEHORS DE LA GROSSESSE)

IMPRIMERIE LEMALE ET Cie, HAVRE

HOPITAL DE LOURCINE-PASCAL

SERVICE DE GYNÉCOLOGIE

LE

TRAITEMENT DU CANCER DE L'UTÉRUS

(EN DEHORS DE LA GROSSESSE)

PAR

Le Docteur Adrien POZZI

Ancien interne des Hôpitaux de Paris et de la Salpêtrière
Médaille de bronze de l'Assistance publique

PARIS

G. STEINHEIL, ÉDITEUR

2, RUE CASIMIR-DELAVIGNE, 2

1888

LE
TRAITEMENT DU CANCER DE L'UTÉRUS

(EN DEHORS DE LA GROSSESSE)

INTRODUCTION

Jusqu'à ces dernières années, et malgré des tentatives opératoires hardies, en France et en Allemagne surtout, le cancer de l'utérus était rangé parmi les affections dont on désespère, et les chirurgiens impuissants pour sa guérison, se bornaient comme *A. Paré*, au XVIe siècle, à « *user de cure palliative pour adoucir la fureur du chancre de la matrice* ».

Le cancer de l'utérus, bénéficia à son tour, des progrès de la chirurgie moderne. L'on tenta de nouveau son opération radicale, les procédés opératoires furent perfectionnés ou inventés, les observations se multiplièrent.

Mais l'on s'aperçut bientôt que l'on n'avait point encore victoire gagnée. L'on chercha les causes des insuccès, l'on précisa les indications opératoires, et l'on en vint alors à considérer que l'on ne pouvait proposer qu'à quelques-unes seulement des malheureuses qui viennent nous consulter une intervention active, et qu'aux autres l'on n'avait à offrir qu'un soulagement passager à leurs maux.

Le traitement du cancer de l'utérus est *palliatif*, ou bien il est dit *curatif*.

Déterminer les cas à ranger dans chacune de ces catégories thérapeutiques, indiquer comment on peut améliorer les uns, et par quels procédés on peut espérer de guérir les autres, tel est le but de ce travail.

Nous ne ferons pas l'historique de la question, et nous ne nous attarderons pas à décrire par le détail des procédés opératoires actuellement bien connus : nous n'insisterons que sur certains points spéciaux, renvoyant pour le reste aux ouvrages classiques de Schrœder, Emmet, au travail considérable de Sara Post (1), à la thèse de notre collègue et ami Gomet (2) sur l'hystérectomie vaginale en France, aux mémoires du congrès français de chirurgie de 1886.

Même ainsi limité, notre sujet eût demandé de plus amples développements ; mais obligé de terminer brusquement nos études, nous n'avons pu disposer que d'un temps fort court et insuffisant.

Avant de quitter Paris, nous sommes heureux de pro-

(1) *American Journal of medical science*. Janvier 1886.
(2) A. GOMET. De *l'hystérectomie vaginale en France*. Th. Paris, 1886

fiter de l'occasion qui nous est offerte de remercier tant
de maîtres qui nous ont reçu avec bonté, et prodigué les
marques de sympathie.

Mais nous ne pouvons oublier surtout, à qu'elle recom-
mandation affectueuse nous avons dû cet accueil si aima-
ble, et nous ne saurions trop remercier cette fraternelle
amitié qui, pendant toutes nos études, nous a entouré
de ses soins, guidé de ses conseils et ouvert toutes les
portes.

M. le Professeur Trélat après nous avoir fait l'honneur
de nous accepter comme externe, puis comme interne,
nous a encore comblé en acceptant la présidence de cette
thèse : nous lui en sommes sincèrement reconnaissant.
Nous avons toujours trouvé chez le professeur Laboul-
bène un maître bienveillant : nous ne perdrons pas le
souvenir de ses bontés.

Pendant notre première année d'internat nous avons
eu le bonheur d'aller à la Salpêtrière dans le service de
M. Falret. Nous ne pouvons nous rappeler sans émotion,
quel chef excellent il a été pour nous, et nous sommes
heureux de lui témoigner ici notre profonde gratitude et
notre respectueuse affection.

Nous regrettons infiniment d'être obligé de quitter si
tôt le service de M. Polaillon, dont l'affabilité nous a été
précieuse, et dont les enseignements nous eussent été si
utiles. MM. Segond et G. Marchant ont été pour nous
plus que des maîtres : ils savent qu'ils peuvent compter
sur le dévouement de leur élève affectionné.

Nous ne pouvons enfin oublier ce que nous devons à
MM. les professeurs Brouardel et Proust et à nos maîtres

dans les hôpitaux MM. Bouilly, Monod, Bazy, A. Robin, Troisier, Sevestre, Chauffard.

Nous serions ingrats si nous oubliions nos maîtres de la Faculté de médecine de Bordeaux, MM. les professeurs Denucé, Testut, Lanelongue et Demons. Nous n'oublierons jamais avec quelle patience, M. T. Piéchaud nous a fait profiter de son enseignement, lors de son cours clinique de séméiologie chirurgicale à l'hôpital St-André.

COUP D'ŒIL ANATOMIQUE ET CLINIQUE SUR LE CANCER DE L'UTÉRUS

Il ne rentre pas dans notre étude de faire la description complète du cancer de l'utérus. Mais il est nécessaire pour savoir quelle conduite tenir, de connaître quels sont les localisations anatomiques du mal et leurs formes. Pour juger la valeur thérapeutique des moyens proposés, il importe de savoir à quels maux ils doivent remédier, à quelle échéance fatale ils doivent parer.

Le cancer de l'utérus est le plus souvent primitif. Il peut débuter par l'une ou l'autre des deux portions de l'utérus, le col ou le corps, mais quel que soit le point de départ, la partie voisine ne tarde pas à être envahie.

Cancer du corps. — Rarement, mais parfois cependant primitif, il peut avoir son point de départ, soit dans le *parenchyme* lui-même, et c'est alors le plus souvent du sarcome, soit dans la *muqueuse*, et l'on a des végétations épithéliomateuses, ayant débuté dans les glandes. C'est la variété la plus fréquente de cancer primitif du corps (1).

(1) D'après un travail de M. Routier, lu au Congrès de chirurgie de mars 1887, le cancer primitif du corps serait plus fréquent qu'on ne le croit.

Le cancer du corps, succède le plus souvent à une affection semblable du col. Cependant lui aussi, peut envahir le col, et d'après Kœberlé (1), ce ne serait qu'après avoir étendu ses ravages dans les parties voisines. Il envahirait d'une façon à peu près constante la vessie avant le col utérin.

Donc, dans le cancer primitif du corps toutes les fois qu'il y a envahissement du col, on peut affirmer que la lésion n'est plus circonscrite à l'utérus.

Cancer du col. — C'est la localisation primitive la plus fréquente des cancers de la matrice, et de ce point l'affection a une tendance remarquable à envahir le corps de l'utérus et les parties voisines de la portion cervicale, mais avec une rapidité plus ou moins grande, et en des directions différentes, suivant le point où il a débuté.

Le col de l'utérus se compose d'un parenchyme et d'une muqueuse distincte dans sa structure, sur le museau de tanche ou lorsqu'elle tapisse la surface cavitaire du col. Le mal peut débuter en ces 3 points.

1° Débutant sur le museau de tanche, il prend la forme d'une ulcération qui peut rester ulcéreuse et s'étendre, ou bien bourgeonner.

2° Quand la muqueuse de la cavité est prise la première, au lieu de s'étaler, le cancer creuse en profondeur.

(1) Du traitement des cancers de la matrice par l'hystérectomie, par KŒBERLÉ. In *Nouvelles annales d'obstétrique et de gynécologie*, 1886, p. 144.

3° C'est dans le parenchyme que débute la troisième variété, et ici le plus souvent on a affaire à du carcinome vrai, infiltrant le col, qui est alors comme bourré de noyaux (1).

Ces trois formes, bien décrites par Ruge et Veit (2), ont été appelées par S. Pozzi, variétés *fongueuse*, *térébrante*, *noueuse* du cancer du col, noms qui caractérisent bien l'aspect sous lequel elles se présentent.

Parfois le mal débute à la sertissure du vagin sur le col, qu'il envahit rapidement ; mais c'est déjà de l'épithélioma vaginal, qu'on peut appeler avec S. Pozzi, épithélioma *liminaire*.

Ces productions malignes tendent à envahir les parties voisines, mais avec des préférences diverses.

C'est vers le vagin que l'épithélioma *fongueux* se dirige de préférence : aussi peut-on supposer a priori une limitation favorable du cancer, lorsque le vagin est intact.

C'est la forme la moins envahissante.

L'épithélioma térébrant est plus grave ; plus grave en lui-même, et parce qu'il se dissimule au début dans la cavité cervicale ; aussi lorsque l'on est en présence de cette forme, ayant déjà creusé largement, peut-on craindre une diffusion plus étendue du mal et surtout sa propagation au corps de l'utérus.

Le cancer noueux envahit plus tard le vagin ou l'utérus ; il faut pour qu'il se répande dans les parties voisines qu'il ait rompu sa coque et fait éclater, pour ainsi dire,

(1) *Cours de gynécologie professé à la Faculté de médecine*, Semestre d'hiver 1887.
(2) Krebs der gebermutter.

le col. Mais auparavant, en général, les organes qui entourent rectum, vessie, ganglions pelviens ont été pris. A ces lieux de prédilection de diffusion pelvienne du cancer de l'utérus, il faut ajouter les ganglions qui entourent les uretères.

Mais il est un point important de l'histoire anatomique du cancer, signalé surtout par Ruge et Veit et par Cornil, c'est le développement simultané de noyaux indépendants d'épithéliome dans la muqueuse du col et du corps.

Symptômes et marche. — Les femmes atteintes de cancer de l'utérus, restent souvent assez longtemps sans présenter de phénomènes qui les inquiètent. Pendant cinq, six mois, plus parfois, elles ne se plaignent que de règles prolongées plus que de raison, ou si elles ont cessé de *voir*, elles constatent, souvent avec une satisfaction vaniteuse, un écoulement sanguinolent, qu'elles accueillent comme le signe d'un renouveau de jeunesse, alors qu'il est le symptôme de l'affection terrible qui les tuera.

Bientôt cet écoulement change de caractère : c'est une eau roussâtre, ténue, sans trop d'odeur au début. Puis surviennent de véritables hémorragies qui deviennent de plus en plus fréquentes et abondantes.

Entre temps sont survenues des douleurs, d'abord simples névralgies iléo-lombaires, elles deviennent rapidement atroces. Ces femmes ont de la dyspepsie, maigrissent, et traînent une existence misérable et épouvantable, harcelées nuit et jour par leurs douleurs, et tourmentées par ces alternatives d'écoulement aqueux devenu horriblement fétide, et d'hémorragies qui les affaiblissent de plus

en plus. Souvent encore, elles ont à souffrir d'excoria-
tions cuisantes aux parties génitales, dues au passage
de ces liquides irritants. Du ténesme rectal et des douleurs vésicales viennent au surplus s'ajouter parfois à
leur tourment.

Puis, les malades tombent dans une sorte d'état d'in-
différence : c'est la fin. Elles se réveillent, de temps en
temps, aiguillonnées par une crise douloureuse, réclama-
ment leur morphine, et après des mois de souffrances
sans nom, elles meurent relativement calmes, comme l'a
fait remarquer Schrœder.

La mort, voilà le terme fatal de l'affection abandonnée
à elle-même.

Au bout de combien de temps survient-elle ? Quelle
est la durée du cancer de l'utérus ?

Suivant *Gross* (1), d'après une statistique de *Lever* de
Londres, et portant sur 107 cas, la moyenne de vie des
malades atteintes de cancer de l'utérus, est de 20 mois.
D'après *Agnew* (2) elle serait de moins de 2 ans, et pour
Gusserow cité par *Sinéty* (3), de 12 mois. Pour *Courty* (4)
ces malades vivraient de 16 à 17 mois, et pour *Schrœder* (5)
de 12 à 18 mois.

On a comme résumé total une moyenne de vie, d'à peu
près 18 mois.

<hr>

(1) GROSS. *A system of Surgery.* Philadelphia, 1872, p. 992.
(2) *Agnew's Surgery*, p. 777.
(3) *Manuel pratique de gynécologie et de maladies des femmes*,
par L. DE SINÉTY, 1879, p. 452.
(4) COURTY. *Traité des maladies de l'utérus.*
(5) SCHROEDER. *Maladie des organes génitaux de la femme*, par le
Prof. Carl Schrœder. Édition en français.

Chez les femmes jeunes, la marche du cancer est encore plus rapide, et nous en avons pu observer un cas l'an dernier, chez une jeune femme de 19 ans, qui a évolué en 8 mois.

Cette malignité particulière chez les jeunes sujets, ne doit pas être perdue de vue, dans le traitement du cancer de l'utérus, et dans l'appréciation de ses résultats, comme le faisait remarquer M. F. Terrier à propos d'un cas à récidive rapide de M. Tillaux (1). Chez les femmes très âgées, suivant une loi générale d'évolution des cancers, la marche est beaucoup plus lente.

Mais nous devons faire ici une remarque importante. La durée de la maladie est datée dans les statistiques des premiers symptômes commémoratifs et non du premier examen médical. Or, lorsqu'on compare les bénéfices, en vie, des opérations palliatives ou curatives, on met en parallèle la durée totale de l'affection, et la survie opératoire. Pour qu'il y eût parité dans la comparaison, l'on ne devrait tenir compte que de la vie moyenne après le premier examen médical.

De même, l'on ne devrait pas oublier, quand on fait le tableau de l'existence des malades après l'intervention, que c'est à la deuxième période de l'évolution de la maladie qu'on a remédié, et la comparaison ne saurait être établie avec la première période où la santé est relativement conservée et où l'existence n'est pas intolérable, comme elle le deviendra plus tard.

(1) *Comptes rendus et mémoires de la Société de Chirurgie*, séance du 6 janvier 1886.

INDICATIONS THÉRAPEUTIQUES DES CANCERS DE L'UTÉRUS

L'opération d'un cancer, quel que soit son siège, doit être précoce, large et complète. C'est là un axiome, qui doit nous guider dans la détermination des indications thérapeutiques du cancer de l'utérus.

Pour tenter raisonnablement la cure du cancer de l'utérus, il faut être sûr de pouvoir tout enlever. Or cela n'est possible que si en enlevant l'utérus, on enlève du même coup toute la néoplasie. Quand on fait l'extirpation totale de l'utérus, alors qu'on laisse une vessie, un rectum, ou des ganglions cancéreux, on agit aussi inutilement que si l'on enlevait un lymphadénome du testicule, chez un individu présentant des noyaux de même nature en d'autres points du corps.

N'intervenir que dans les cas où le cancer est limité au corps ou au col, et refuser toute intervention lorsque les organes pelviens sont pris, est une doctrine généralement admise, mais qui n'a pas toujours été suivie. Notre maître le Professeur Trélat, insiste avec force sur cette indication absolue de non intervention. Quelques chirurgiens cependant et M. F. Terrier en particulier n'hési-

teraient pas à opérer, même si la vessie était prise(1). S'ils
espèrent tout enlever, c'est un leurre. Quand le cancer a
envahi la vessie, il y a certainement des ganglions inac-
cessibles déjà pris. Quand les parties voisines de l'utérus
et la vessie sont prises il y a « impossibilité d'opérer radi-
calement », dit Fritsch (2), et dans les cas opérés dans ces
conditions, il y a eu des récidives rapides. Si l'on veut
des exemples des tristes résultats d'une pareille pratique,
l'on n'a qu'à lire des observations de Bouilly rapportées
par Hache(1), et qui obèrent une belle statistique. Malgré
l'envahissement de la cavité pelvienne, et dans un des
cas, quoique la vessie fût prise, l'on fit l'opération. Ces
deux cas ont donné deux morts. *Fritsch* (2) lui-même s'est
laissé entraîner : il a opéré, alors que les culs-de-sac
étaient pris et la vessie atteinte, comme dans le n° 42 de
sa statistique. Le résultat fut tout aussi désastreux que
dans les cas de Bouilly. Aussi déclare-t-il, que jamais il
n'opérera plus dans ces conditions (2).

L'on espère parfois contre toute espérance, et avec
Schultze, d'Iéna, l'on est tenté, malgré tout, d'opérer, à
cause du soulagement momentané qu'on procure, et « alors
même que la récidive est certaine sous peu de temps ».
C'est évidemment un sentiment louable, mais c'est incon-
testablement une erreur d'indication.

La règle que nous avons posée ne supporte aucune
exception ; sous aucun prétexte on ne peut passer outre.
Toute opération a une destination spéciale, et répond à

(1) *Revue Hayem*, 1887.
(2) In *Archiv. für gynækologie*, 1887, p. 300.

des indications précises. On ne saurait raisonnablement lui demander plus qu'elle ne comporte dans sa définition.

C'est errer gravement et compromettre, sans justice, une intervention utile en des circonstances opportunes, que d'attendre d'une opération destinée à enlever un cancer de l'utérus, par exemple, qu'elle guérisse en même temps le cancer de la vessie ou des ganglions.

On ne doit faire une opération, et on n'est en droit de lui demander des résultats que dans les cas congruents à son but.

Il peut se faire que l'utérus soit isolé dans la cavité pelvienne, mais que le vagin soit pris, et l'on a sous les yeux, la lésion de l'utérus et la lésion du vagin également accessibles à l'instrument tranchant. Lorsque le vagin est pris sur une vaste étendue, où même lorsqu'il s'agit d'un petit îlot épithéliomateux s'étendant du vagin sur le col comme dans la forme *liminaire*, il faut encore s'abstenir. La cloison vaginale est une trop faible barrière, pour que, lorsque la prolifération épithéliale a pu s'étendre sur le col, elle n'ait pas envoyé déjà de la graine de cancer au delà du vagin.

M. Trélat est formel à cet égard : il faut que le vagin, la cloison recto-vaginale et la paroi vésico-vaginale soient indemnes et souples. C'est aussi l'opinion de Martin, exprimée sous une forme qui résume bien toute cette discussion.

Au congrès de Washington, ayant indiqué la limitation du cancer comme la condition favorable et nécessaire, pour faire l'hystérectomie vaginale totale, on lui demanda ce qu'il entendait par cancer limité, et il répondit :

« Le cancer est limité, lorsqu'il est entouré de tissus sains » (1). Aussi pouvons-nous dire :

Pour être autorisé à tenter une opération radicale lors de cancer de l'utérus, il faut que cet organe soit entouré de tissus sains.

Tous les cas qui ne remplissent pas ces conditions seront traités par des moyens palliatifs.

A quels signes reconnaîtrons-nous cette indépendance de l'utérus ?

Nous n'insistons pas sur l'épithélioma du vagin : toucher et voir sont deux choses faciles.

Par les commémoratifs, on aura des renseignements sur l'état de la vessie et sur celui du rectum qu'on pourra explorer.

Pour faire un examen approfondi, il est bon d'endormir les malades au chloroforme. L'on procède ensuite à la palpation de l'abdomen, au toucher vaginal et rectal, et l'on combine ces deux maneuvres avec la première.

Par la palpation, on apprécie le volume de l'utérus, l'état des ligaments larges et des ganglions pelviens.

Par le toucher vaginal, outre l'exploration du col, l'on se rend compte de la souplesse des parois, de la profondeur et de la dépressibilité des culs-de-sac ; lorsque ces régions sont envahies elles sont dures et résistantes. Mais par le toucher, on acquiert le renseignement le

(1) *American Journal of Obstetrics.* Oct. 1887.

plus précieux. On apprécie l'état de mobilité de l'utérus, qui témoigne de l'élasticité des organes qui le maintiennent et l'entourent, ou de leur rigidité par infiltration cancéreuse.

On peut par le toucher seul, faire remuer l'utérus ; mais on a des notions bien plus complètes par le toucher et le palper combinés, et l'on peut, si l'utérus est sain, le renvoyer de la main abdominale au doigt situé dans le vagin.

Il ne faut pas oublier, ce qui est une pratique moins couramment suivie, de pratiquer le toucher rectal. On pourrait introduire toute la main, et Fenwick, dans une discussion à la Société gynécologique de Londres, l'an dernier, insistait sur ce mode de faire.

Le toucher rectal par le doigt suffit, mais ne saurait être négligé. Dans un cas où le chirurgien ne pouvait, au cours d'une opération, dégager l'utérus, il suffit au professeur Trélat, de pratiquer le toucher rectal pour constater que l'utérus était bridé en arrière (1).

Un autre excellent procédé est le suivant : on introduit une valve de Sims dans le vagin et l'on saisit le col avec des pinces de Museux, et on l'attire. Même entouré de tissus malades, l'utérus peut se laisser abaisser, avec plus ou moins de facilité, suivant la gravité du mal ; mais on n'a pas cette sensation toute spéciale qu'on ressent, lorsqu'on attire un utérus sain à la vulve, sensation analogue à celle que donne un corps flottant entre deux eaux, et qu'on enfonce.

(1) *Bulletins et mémoires de la Société de chirurgie*, séance du 24 juin 1885.

Cet examen terminé, on doit s'informer de l'état des voies urinaires supérieures, car l'on sait qu'il est fréquent de trouver des noyaux cancéreux, autour des uretères, et d'observer des lésions rénales consécutives.

De signe infaillible de la limitation du cancer à l'utérus, il n'en existe pas, et on aura parfois des surprises; mais l'on peut être à peu près certain des résultats de son examen, lorsque l'on trouve un utérus mobile.

On peut tenter une opération radicale sur un utérus cancéreux franchement mobile, on doit s'en tenir aux opérations palliatives si l'utérus n'est pas mobile ou si le vagin est envahi.

TRAITEMENT PALLIATIF

L'utérus n'est pas mobile, ou le vagin est envahi. — Le traitement palliatif s'adresse aux symptômes. Mais il peut davantage, et s'il est impuissant à déraciner le mal, il doit le poursuivre, et tenter d'enrayer sa marche.

Nous connaissons les maux de ces malheureuses, dont l'état général, physique et moral est si pénible, et qui souffrent tant, d'écoulements sanglants ou fétides.

Le traitement sera *général* et *local*.

Traitement général. — Il faut relever le courage des malades, s'efforcer de leur procurer tout le comfort possible, et des distractions qui ne leur donnent pas le temps de s'absorber dans leurs souffrances.

Il faut les envoyer au soleil, ou à la campagne, et surtout les faire se lever et promener, soit à pied quand elles le peuvent encore, soit en voiture, car, outre les causes organiques qui font dépérir ces femmes, le séjour au lit et le confinement interviennent pour une part considérable dans la dénutrition générale.

Il est nécessaire de veiller aussi au bon état des fonctions digestives. Ces malades se plaignent fréquemment de troubles gastriques, dus le plus souvent à des désordres du côté des reins : elles ont de la dyspepsie urémique.

Dans ces conditions, elles se trouvent souvent très bien de l'usage du lait, qu'on peut couper avec de l'eau de chaux. On peut aussi y ajouter avec profit du bicarbonate de soude, ou mieux, le faire prendre avec de l'eau de Vichy. *Currier*, dans une étude sur le traitement palliatif du cancer de l'utérus, vante le lait fermenté de jument ou koumys, comme étant bien supporté, et pouvant rendre des services (1).

Il importe de veiller à ce que les évacuations se fassent bien et régulièrement.

Ce qu'il faut préférer dans ces cas, ce sont les lavements froids avec une ou deux cuillerées de glycérine. Il faudra éviter avec soin la constipation et surtout la diarrhée qui sont fort pénibles aux malades.

Douleurs. — Contre les douleurs, le grand remède c'est la morphine, et les malades arrivent à ne pouvoir plus vivre sans leurs injections. Elles ne sont cependant pas sans inconvénient chez des malades qui sont le plus souvent des rénales : mais entre deux maux, on choisit le moindre.

Au début l'on peut faire des injections d'antipyrine, fort bien supportées, et qui n'amènent pas cette accoutumance terrible de la morphine. On peut faire deux ou trois injections par jour, d'une seringue de Pravaz entière, remplie avec une solution par parties égales d'eau et d'antipyrine. Mais bientôt ces injections ne suffisent plus. Il ne faut pas oublier le chloral, souvent utile.

(1) *Some considerations concerning Cancer of the Uterus and especially its palliative treatment on its later stage.* New-York Medic. Journal, 1887, T. II.

Dans quelques cas les malades sont soulagées par des suppositoires opiacés et des lavements laudanisés.

Les écoulements vaginaux déterminent souvent aux parties génitales externes et à la face interne des cuisses des érythèmes fort cuisants.

Les soins de propreté seront évidemment, en général, le meilleur traitement préventif, mais lorsqu'on n'a pu les éviter, les malades se trouvent fort bien d'onctions sur les parties irritées, avec de la vaseline cocaïnée.

Intervention locale.—Par l'intervention locale, on se propose de détruire les productions cancéreuses, lesquelles sécrètent des liquides irritants qui tourmentent et empoisonnent les malades, et l'on espère amener un soulagement aux douleurs. L'on tente aussi d'arrêter le mal dans ses progrès.

L'on a songé à détruire le cancer de l'utérus par :

1° La cautérisation ;

2° L'exérèse du col ;

3° Le curettage ou évidement avec la curette.

On a enfin combiné ces différents moyens.

Cautérisation.—Elle se fait avec les agents chimiques ou avec le cautère actuel.

Les **Caustiques** ont été, et sont surtout encore en faveur, en Angleterre et en Amérique.

Le modus faciendi le plus suivi a été indiqué par Marion Sims. On se sert d'une solution de chlorure de zinc, à 30 0/0. Après avoir raclé la surface, l'on applique sur les parties saignantes, des tampons imbibés de la solution (1).

Ce traitement est encore fort vanté en Amérique. Currier (2) dans un travail sur le traitement palliatif du cancer de l'utérus, et publié en 1887, le recommande vivement. Dans une discussion qui suivit la lecture d'un travail de Duncan, sur l'extirpation de l'utérus, à la Société obstétricale de Londres en 1885, Playfair préféra aux méthodes d'exérèse, l'emploi du chlorure de zinc, suivant la pratique de Sims. Thornton qui, ne s'en sert il est vrai, que comme complément d'une opération sanglante, vante la propriété qu'aurait le chlorure de zinc de s'infiltrer dans les tissus, de poursuivre et de détruire les éléments cancéreux (3).

Sous cette forme, le chlorure de zinc est peu usité en France. Mais à l'état de pâte de Canquoin, il a été employé par son inventeur dans le traitement du cancer de l'utérus, puis par Bonnet de Lyon, par Demarquay, et vanté dernièrement par Polaillon (4). Incorporé à la farine, le chlorure de zinc n'aurait aucun des inconvénients reprochés à la solution caustique, et pour peu qu'on protège les parties saines avec du coton, qu'on impose l'immobilité et le décubitus dorsal aux malades, son action serait parfaitement limitée. Quant à la

---

(1) The treatment of epithelioma of the cervix uteri. *American Journal of obstetrics*, July 1810.

(2) *Loc. cit.*

(3) *Transactions of the obstetrical Society of London.* Vol. xxvii, 1885.

(4) Quelques considérations sur le traitement du cancer de l'utérus, in *Annales de gynécologie*, Juillet 1882.

douleur, elle est atténuée par les narcotiques. Polaillon recommande tout spécialement les flèches de Canquoin. Il cite deux observations où les femmes furent extrêmement soulagées, et qui, entrées dans un état déplorable, sortirent ayant repris bonne mine, bon courage et vigueur, avec l'illusion d'une guérison complète. Ces faits rapportés par un chirurgien aussi habile et aussi sûr, doivent être soigneusement enregistrés.

Le brome a été très prôné par Wynn Williams et Routh; Broadbent a employé l'acide acétique. L'on a même cautérisé avec de l'acide nitrique fumant et du nitrate acide de mercure. Nous citerons seulement pour mémoire les injections interstitielles de liquides caustiques essayées par Gallard, car nous n'avons point l'intention de citer et discuter toutes les tentatives faites pour traiter le cancer de l'utérus. Nous avons insisté sur le chlorure de zinc, à cause des autorités considérables qui le défendent dans des travaux récents.

Nous rejetons cependant l'emploi des caustiques. Si l'on s'en sert en imbibant des tampons, l'action est forcément superficielle, même après grattage, limitée au museau de tanche ou à une portion restreinte du canal cervical. Sous forme de flèches, l'action est plus profonde, mais elle est partielle, ne dépasse pas une certaine zone et il est difficile, même en lardant à plusieurs reprises la masse cancéreuse, d'être même à peu près sûr, d'avoir tout atteint. L'action des caustiques est toujours plus ou moins laissée au hasard, et l'on n'a jamais cette sécurité qu'on obtient lorsqu'on a le mal sous l'œil, et sous l'instrument qui vous le fait toucher et sentir. Les caustiques peuvent avoir donné de bons résultats, mais ils ne répondent plus à une indication, et nous avons mieux.

Nous préférons le cautère actuel. Mais seule, la cautérisation au fer rouge, ne donne point d'aussi bons résultats, que lorsqu'on a préparé le terrain. La cautérisation épuise son action sur des tissus fongueux, et arrive peu dans la profondeur. Enfin dans ces conditions, et c'est un reproche qu'on peut faire de même aux caustiques, les fongosités cancéreuses donnent des eschares épaisses, dont l'élimination s'accompagne de suppuration fétide et abondante.

Il est cependant un cas où l'emploi du fer rouge seul, apporte un soulagement parfois très grand : c'est dans le *cancer noueux* du col. Ici, pendant assez longtemps, il n'y a pas d'écoulement fétide notable, et les fongosités sont tardives. Mais les noyaux qui farcissent le col, gênés dans leur évolution, occasionnent des douleurs excessives qui s'atténuent, en général, lorsque le cancer s'ulcère. Dans ces cas, des cautérisations profondes, lardant la masse cancéreuse, opéreront une sorte de débridement salutaire. On peut pour ce faire utiliser soit le Paquelin, soit un des vieux cautères en roseau, plus efficace.

Amputation du col. — L'amputation du col a été proposée comme opération curative, et nous verrons si nous pouvons, dans les cas de cancers plus favorables que ceux dont nous nous occupons, lui accorder quelque confiance. Comme traitement palliatif c'est une intervention plus radicale que celles qui ont été examinées jusqu'ici. S'il y a un bourgeon fongueux on enlève en

même temps le pédicule, en apparence sain, qui le sou-
tient. Cette opération, comme traitement palliatif, a certainement donné des résultats. Traitant des cancers déjà
avancés, on ne saurait être ce semble bien exigeant, et si
on ne veut y voir qu'un résultat palliatif, les statistiques
de Pawlick, Verneuil, dont nous reparlerons plus loin,
sont assez bonnes. Enlever un col cancéreux dans un but
palliatif n'est pas une mauvaise opération.

On enlève en général le col, soit par l'écraseur li-
néaire soit par l'anse galvanique, soit avec l'instrument
tranchant.

Écraseur. — Nous ne conseillons point l'*écraseur*.
C'est un instrument qui répond à des indications d'un
autre âge chirurgical, qui ne met pas plus à l'abri de
l'hémorragie que les autres moyens, et qui a des inconvénients nombreux.

Il sert mal les intentions du chirurgien. Il ne coupe
pas franchement, mais donne une section oblique, for-
mant un cône saillant vers le vagin. De plus il y a eu des
accidents graves. Dans son travail de mâchonnement,
la chaîne attire les parties voisines sous ses mailles, et
l'on a pu prendre ainsi la vessie.

Anse galvanique. — L'*anse galvanique* n'est pas applicable partout, et il faut une instrumentation spéciale. Elle
est en général d'une application facile, et peu douloureuse.

C'est un moyen en faveur, et c'est avec l'anse galvanique qu'on a fait les 136 amputations du col citées par

Pawlick, et nous avons vu notre maître Polaillon s'en servir avec succès et facilité.

L'on opère, il est vrai, un peu à l'aveugle au fond du vagin, et l'on a eu des eschares de ce conduit; aussi est-il d'un intérêt capital, de protéger le vagin avec des attelles de carton mouillé. Il faut d'abord chauffer au rouge vif pour faire mordre l'anse, puis modérer la chaleur. On espère avoir ainsi les bénéfices de la section nette au couteau, et les avantages de l'hémostase par le cautère. Mais ici, comme partout ailleurs, l'anse galvanique est un instrument hémostatique auquel on ne peut se fier. Les hémorrhagies secondaires sont fréquentes, et d'autant plus à craindre, qu'elles surviennent souvent lorsqu'on est loin de la malade. L'anse galvanique a un autre inconvénient, qui ne lui est pas absolument spécial, et qu'on observe dans les amputations au bistouri faites en tissu sain, c'est d'amener assez souvent l'oblitération du col. Dans les cas qui nous occupent, nous croyons le danger peu probable ; le néoplasme a trop ravagé et creusé, les tissus sur lesquels on opère sont trop altérés, pour se prêter à pareil effort de rétraction. C'est dans les amputations vaginales en tissu relativement sain, que ce fait présente une valeur d'argumentation sérieuse.

Instruments tranchants. — Ce sont les deux modes d'amputation les plus employés. Mais on peut, si l'utérus s'abaisse encore suffisamment, attirer l'utérus, et amputer le col au bistouri, ou, s'il est trop friable, l'ébarber et le sectionner avec des ciseaux.

C'est ainsi faite que l'amputation du col, pratiquée

d'abord, en Allemagne par Osiander, puis en France par Dupuytren, devint l'opération bientôt célèbre, mise à la mode par Lisfranc. Lisfranc faisait une opération un peu plus compliquée, une sorte d'évidement conoïde du col, et remontait souvent au-dessus des insertions vaginales.

Ces opérations d'amputation, en général bénignes, ne sont pas tout à fait innocentes. Cependant actuellement, si les accidents septiques existent peu, les hémorrhagies restent un accident, auquel on pare le plus souvent, mais qui ne laisse encore que d'inquiéter.

Fait-on assez en amputant le col? Evidemment non. Quand les parties voisines sont prises, au point d'immobiliser l'organe, le mal a franchi la portion vaginale. C'est ce que pressentait Lisfranc essayant de remonter le plus haut possible, c'est ce qui a conduit Schrœder à régler l'amputation sus-vaginale. Mais l'amputation sus-vaginale de Schrœder ne saurait être classée parmi les opérations palliatives applicables au cancer de l'utérus, dans les conditions que nous avons déterminées au début de ce travail.

Aussi bien son auteur et ses partisans espèrent-ils beaucoup plus d'elle, et nous la retrouverons, quand nous ferons le traitement curatif du cancer. En effet, dans les cas dont nous étudions le traitement, les culs-de-sac et les parties voisines sont envahies, toutes conditions qui s'opposent au décollement du col des parties voisines, un des temps délicats et importants de l'opération de Schrœder.

M. Richelot vient de proposer une opération palliative,

qu'il nomme *amputation sus-vaginale irrégulière* (1).
Après avoir fait le tableau d'un cas de cancer de l'utérus,
dont tout le voisinage est largement pris, de sorte que
l'organe est comme entouré d'une gangue cancéreuse,
M. Richelot s'exprime ainsi : « Il y a des faits moins ac-
« cusés devant lesquels on hésite forcément. Atténuez
« les signes précédents, supposez un peu plus de saillie
« et de mobilité ; le col est fragile, mais on peut le sai-
« sir et le dégager doucement ; ce premier pas franchi,
« l'opération est achevée sans encombre.

« .... Dans les cas douteux, voici la conduite à
« tenir : préparez tout pour l'hystérectomie et exécutez
« les premiers temps avec prudence. Si l'envahissement
« n'existe pas, ou commence à peine, vous irez jusqu'au
« bout, et vous ferez une bonne opération, sauf que la
« récidive est à craindre. S'il est trop avancé, si vous
« voyez surgir de grosses difficultés, prenez garde à
« l'uretère et à la vessie, arrêtez-vous en chemin, et bor-
« nez-vous à la sus-vaginale.

« Seulement le manuel opératoire n'est plus absolu-
« ment celui que je vous ai décrit tout à l'heure : il faut
« opérer en plein tissu morbide, poursuivre et fragmen-
« ter la tumeur, souvent laisser une nappe cancéreuse
« adhérente à la vessie ou au rectum, avec la curette
« enlever les parties friables et gratter le fond de l'uté-
« rus. »

Et comme exemple de cette pratique, il donne trois
observations.

_____

(1) *Union médicale.* Janvier 1888.

Dans un cas, la mort est survenue le quatrième jour, dans un deuxième la récidive est survenue deux mois après sans avoir amené de soulagement ; une troisième opérée enfin, se portait bien un an après. Pour nous, dans ces trois cas, l'indication n'était pas douteuse, dans les trois, on avait diagnostiqué l'envahissement des parties voisines ; il ne fallait pas tenter l'opération radicale.

Le résultat total de la pratique de M. Richelot ne nous est pas connu, aussi ne pouvons nous juger que d'après ces trois observations. Il y a eu une mort sur trois, ce qui est loin de constituer une opération bénigne. Dans un deuxième cas il y eut récidive, sans soulagement, au bout de deux mois, ce qui n'est pas un résultat très encourageant.

En somme, c'est une opération de nécessité. On devra s'y résoudre dans des cas rares, lors de surprises, que cependant permettent peu les indications opératoires précises que nous avons posées. Mais elle ne nous semble pas mériter un nom et une place à part, dans la classification des méthodes thérapeutiques du cancer de l'utérus : on ne sait pas exactement ce qu'on veut et on fait ce qu'on peut. L'opération n'est guère plus radicale qu'une amputation du col, puisqu'elle laisse des lambeaux de tissus cancéreux attachés aux parties voisines. Elle est plus laborieuse, plus difficile que l'amputation sous-vaginale. D'après ce que nous en savons, elle est plus dangereuse dans son exécution et au moins aussi incertaine dans ses résultats.

P.   3

Curettage. — L'amputation du col ne nous a point satisfait complètement parce que son action est trop limitée. Il faut continuer et parfaire ses résultats par l'abrasion des parties intra-utérines. C'est à cette indication que répond l'usage de la curette.

Pénétrant partout, elle désobstrue le col et la cavité oblitérés par des bouchons fongueux qui retiennent les sécrétions septiques. Les conséquences de cette rétention septique sont, on le sait, des phénomènes douloureux, des coliques utérines, et surtout une infection de l'organisme qui sont une des causes les plus efficientes de l'état de déchéance de ces malades. Supprimant les fongosités, elle fait cesser les hémorrhagies, qui affaiblissent tant les malheureuses.

La curette est un instrument parfaitement approprié à son but. Par son volume elle peut pénétrer partout. Il faut se rappeler que lorsque il y a cancer de l'utérus, la cavité limitée par des parois *dures* est agrandie, et si la lumière de la cavité semble bouchée, elle l'est par des tissus à travers lesquels passe aisément la curette. On peut donc porter son action sur tous les points de l'utérus malade.

C'est de plus un instrument suffisamment puissant pour enlever tous les tissus malades et aller jusqu'aux parties saines, capable de *raboter* et d'*entamer* ces tissus. C'est même un des reproches, fondé il est vrai sur quelques accidents rares, qu'on lui a fait avec insistance. Elle se suffit à elle-même comme moyen d'exérèse, et si dans les cas de champignons très bourgeonnants, on peut se servir des ciseaux pour les enlever, la curette, à elle seule, permet d'enlever tout ce qui est malade et même d'aller plus loin. C'est enfin dans le cancer du corps de l'utérus, le seul moyen applicable.

Nous n'avons pas à insister sur les inconvénients supposés du curettage, en dehors du cancer. Mais un reproche vrai, c'est que cette opération donne un écoulement sanglant, pendant et après l'opération.

On a remédié à l'hémorrhagie opératoire en faisant la ligature préventive des artères utérines, et l'on pare aux hémorrhagies consécutives par la cautérisation, qui remplit un double but. Le fer rouge arrête le sang et oblitère les vaisseaux, mais il complète heureusement l'action de l'instrument tranchant. Cette cautérisation souvent répétée après l'opération, est une pratique qui a la plus grande importance au point de vue des résultats thérapeutiques, et Baker qui l'emploie aussi pour compléter une opération curative qu'il propose, lui attribue la plupart de ses succès. « Je suis sûr, dit-il, que l'on doit autant qu'à l'opération le succès final, à ce qu'on a suivi « les malades, qui on nécessité plusieurs fois l'usage « de la curette et du cautère (1) ». Et nous verrons plus loin les beaux résultats des opérations de Baker.

Le curettage suivi de cautérisation est en honneur à l'étranger. Schrœder, Martin, Mundé s'en servent fréquemment ; Hegar et Kaltenbach dans leur livre en vantent les bons effets. Les dangers opératoires sont presque nuls, lorsque l'opération est faite régulièrement. Nous l'avons vu pratiquer souvent, et toujours sans accident.

____

(1) BAKER. *New York medical Journal.* Mars 1886, p. 313.

Quant aux résultats palliatifs ils sont rapides dans leur apparition et des plus heureux dans leurs effets. « Les « hémorrhagies cessent, dit Schrœder, l'atmosphère em- « pestée qui enveloppait la malade se dissipe, l'appétit « renaît, la femme revient à la vie ; elle reprend peu à peu « ses forces et l'entourage de la patiente, auquel on « n'avait cependant laissé aucune illusion, ne peut se « refuser à croire à une guérison complète, jusqu'au « moment où une aggravation nouvelle vient ôter toute « espérance » (1).

Nous n'avons pas de statistiques complètes sur le curet- tage du cancer de l'utérus. Appliqué dans des cas déses- pérés, chacun se contente de son innocuité opératoire et de ses résultats immédiats, se montrant peu difficile pour leur durée. Cependant nous pourrions faire rentrer dans ce chapitre l'amputation sus-vaginale élevée de Baker que nous venons de citer, et que nous trouverons parmi les procédés curatifs. C'est un véritable curettage, et nous verrons des survies de 2 à 8 ans. Nous citons nous- même à la fin de cette thèse une observation inédite, où l'on a pu faire vivre une malade 3 ans.

Un fait frappant, c'est la rapidité avec laquelle l'amélio- ration survient, ce qui est important dans l'espèce, où plus que jamais le temps est précieux.

Despréaux (2), dans sa thèse sur le curettage de l'utérus en général, cite quatre cas de la pratique hospitalière ou privée de Samuel Pozzi, et dans tous, l'amélioration fut manifeste et rapide ; toutes les opérées se portaient bien

(1) SCHRŒDER. *Loc. cit.*, p. 323.
(2) DESPRÉAUX. Th., Paris, 1888.

au dernier examen, mais le temps écoulé depuis l'opération est trop court pour évaluer la valeur définitive de l'intervention.

Il importe de remarquer que c'est là, moins une opération qu'un traitement. Une fois qu'on a *récuré* un utérus, qu'on l'a rendu propre et net, il faut veiller à son entretien l'examiner assez souvent, et aux premiers signes suspects, y porter à nouveau la curette et le feu. Ces interventions consécutives sont évidemment moins complètes que la première.

Nous ne décrirons que partiellement et non en détail la manière de procéder : on en trouvera la technique détaillée dans la thèse de Despréaux.

Il faut se souvenir que le curettage est une opération, et nécessite des précautions antiseptiques, avant, pendant, et après l'opération.

Avant, le vagin et l'utérus auront été lavés et *rincés* du bout des doigts, avec une solution chaude de sublimé a 1/1000 ou 1/2000, et le vagin bourré de tampons d'iodoforme. Même lavage immédiatement l'opération.

Pendant, un jet de liquide antiseptique nettoiera constamment le champ opératoire.

Après, l'on renouvelle tous les deux jours le *rinçage* vaginal, le lavage utérin et le tamponnement avec l'iodoforme.

La curette dont on se sert à Lourcine-Pascal, est une curette analogue a celle de Récamier, mais portée par une tige plus puissante, qui permet à l'opérateur d'agir avec plus de force.

L'anesthésie est le plus souvent inutile.

Le vagin est maintenu béant par un spéculum univalve.

1° On abaisse, autant que faire se peut l'utérus, et on le maintient avec une pince de Museux.

2° On pratique la ligature préventive des artères utérines, en enfonçant une forte aiguille courbe armée d'un fil de soie, dans le cul-de-sac latéral, à deux travers de doigt de l'utérus, en ayant soin de ne pas empiéter sur le cul-de-sac antérieur, région des uretères.

3° On gratte et évide le col, puis le corps si nécessaire, jusqu'aux tissus sains : l'irrigation continue enlève les fongosités ainsi arrachées. Il faut souvent agir avec vigueur, et ne pas craindre d'entamer les tissus. On doit évidemment être plus prudent lorsque l'utérus est friable et qu'on le sent peu résistant sous l'instrument.

4° Après lavage antiseptique, on enfonce un, deux ou trois cautères olivaires, vieux modèle, et on les promène sur les parties curettées. Nouveau lavage et pansement.

Voilà sommairement la technique de l'opération qui se fait rapidement.

En résumé, de toutes les opérations palliatives que nous avons passées en revue, le curettage, tel que nous l'avons décrit, est celle qui réalise le mieux les indications opératoires.

Relativement facile dans son exécution, elle est bénigne dans ses suites opératoires. Elle fait cesser les hémorrhagies, supprime les fongosités et les sécrétions putrides qu'elles engendrent, et guérit en même temps la malade des coliques douloureuses dues à la rétention.

En poursuivant et en détruisant le cancer, autant qu'on peut espérer de le faire, elle retarde son envahissement et peut prolonger la vie.

Enfin il est un résultat qu'elle réalise constamment : elle fait vivre d'une vie nouvelle de malheureuses femmes qui menaient une existence misérable.

Pansement. — A côté des interventions locales et actives, il est une série de moyens qui, par eux-mêmes, ont une influence heureuse sur la marche du cancer, mais qui ne sauraient être, en général, que des adjuvants, très efficaces cependant.

Le traitement palliatif par les pansements seuls, est insuffisant, et en présence d'un cancer étendu, il ne faut jamais se résoudre à l'amélioration passagère que donnent les soins antiseptiques. C'est évidemment mieux que de s'abstenir, mais il faut viser plus haut et se rappeler qu'on peut beaucoup plus. En s'habituant à traiter le cancer de l'utérus par les soins de propreté, on laisse souvent passer le moment favorable, et dans le travail de Mme Gaches-Sarraute (1), nous trouvons un cas, où la lésion était limitée et l'utérus mobile. L'on n'a fait en traitant cette femme par des pansements, que l'amener doucement à l'incurabilité, alors qu'elle se trouvait au début dans de bonnes conditions, et qu'il lui restait encore quelques chances de salut. Dans le mémoire de Vulliet (2) on trouve

(1) GACHES-SARRAUTE. In *Nouvelles annales d'obstétrique et gynécologie*, 1886.
(2) VULLIET. *Bulletins Académie de médecine*, 1885.

que sur 13 cas 9 seulement étaient inopérables ; il y a donc quatre malades qui auraient pu bénéficier d'une opération complète. Nous insistons là-dessus, parce qu'autant les pansements peuvent rendre des services, autant ils feraient du tort aux malades s'il poussaient les médecins à ne point tenter autre chose. Et c'est là une tendance naturelle ; le moyen est si simple, tellement à la portée de tout le monde, il donne des résultats immédiats souvent si satisfaisants, qu'on ne cherche pas davantage.

Aussi repoussons-nous toute méthode de pansement proposée comme thérapeutique du cancer de l'utérus. Les pansements sont les adjuvants du traitement palliatif, ils sont assurément fort utiles, mais leur valeur ne va pas au delà.

Dans une seule circonstance l'on est autorisé à ne rien tenter de plus radical, c'est lorsque la malade est arrivée au dernier degré de la cachexie, et à la période ultime de sa maladie. L'on soulage ainsi la malade, et on rend moins pénible à l'entourage, la terrible affection auprès de laquelle il veille.

Ainsi compris, le traitement par les pansements est applicable aux cas peu étendus, comme aux cancers déjà envahissants.

Le pansement de la plaie ulcéreuse comprend *des lavages* et des *applications topiques*.

M. Vulliet, de Genève (1), a communiqué à l'Académie de médecine, en avril 1885, un moyen de dilatation de l'utérus qu'il préconise comme méthode préparatoire au

(1) *Bulletins Académie de médecine*, avril 1885.

traitement des affections intra-utérines, et surtout du cancer. On bourre progressivement la cavité utérine avec de petits tampons de grosseurs croissantes, dont les plus petits ont le volume d'un pois et les plus gros celui d'une amande. On les laisse 48 heures, puis on les enlève; on en remet d'autres, et on arrive ainsi à avoir une cavité utérine largement béante, pouvant laisser voir son fond dans les belles dilatations.

Il aurait traité ainsi, avec succès, 13 cas de cancer, dont 9 inopérables, et aurait obtenu de bons résultats. C'est fort possible. Mais cette dilatation n'est pas toujours bien supportée. Si dans un cas rapporté par Gaches-Sarraute, le traitement fut toléré, et amena un soulagement rapide, dans un autre cas (1), l'on fut obligé de l'interrompre. Dans un cas, cité par Porak (2) dans son rapport, la dilatation fut si douloureuse que l'on dut y renoncer.

La dilatation répond à une indication incontestable, la rétention des matières septiques, mais nous avons dans la curette, un moyen bien supérieur de désobstruer les voies, et de faciliter l'action des substances médicamenteuses.

Lavages. — Les lavages peuvent être faits par la malade, ou doivent être pratiqués par le chirurgien.

Un excellent moyen de soulager les malades ce sont

(1) *Nouvelles annales d'obstétrique*, méthode de Vulliet, p. 684. 1886.
(2) *Nouvelles annales d'obstétrique*. Traitement palliatif du cancer de l'utérus.

les bains; bains entiers, ou bain de siège, chauds.

Si possible, l'on recommandera l'usage d'un spéculum à bain. Mais cet instrument ne sera toléré que dans des cas exceptionnels, et il faudra être prudent dans son emploi.

Les injections vaginales seront soigneusement pratiquées tous les jours, même deux fois par jour si l'écoulement est très abondant. Ces injections doivent remplir deux buts, être antiseptiques et désodorantes. La première des conditions est la principale, et comporte souvent comme corollaire la seconde : une plaie bien antiseptiquement entretenue ne sent pas mauvais. Le meilleur des antiseptiques est la solution de bichlorure de mercure à 1/1000 ; on la coupera par moitié avec de l'eau chaude. Pour faire ces injections, qui encrassent les instruments métalliques, il vaut mieux se servir d'un récipient en verre, l'appareil d'Esmarch ou le bock Pinard ; un flacon à deux tubulures, muni d'un tube en caoutchouc peut très bien remplir cet office. La liqueur de Van Swieten étant inodore, on peut comme désodorant ajouter à l'injection quelques gouttes de vinaigre de Pennès. Ces injections doivent être faites abondamment. Mais il est des cas où le Van Swieten, même coupé d'eau est mal supporté. On peut lui substituer une solution faible d'acide phénique à 1/100. L'usage n'en doit pas être prolongé, car on a dans les cas de larges curettages une vaste cavité absorbante et l'on peut craindre les intoxications phéniquées.

Un médicament dont on se sert avec de bons résultats. C'est la liqueur de Labarraque à 1/10 ; on peut encore employer le permanganate de potasse.

Lorsque l'utérus a été largement creusé, les injections vaginales peuvent, à la rigueur, suffire. Mais il est presque toujours nécessaire de faire des injections intra-utérines. Si l'on n'a pas une sonde spéciale, l'on peut se servir d'une sonde en gomme, à laquelle on aura pratiqué des ouvertures, dans le tiers extrême de sa longueur : mais il faut qu'elle soit d'une antisepsie rigoureuse, conservée dans une solution boriquée. La canule de l'appareil à irrigation vaginale, doit être aussi d'une propreté irréprochable : la canule en verre, quoique fragile, doit être préférée à toute autre.

Le *topique* par excellence c'est la poudre d'iodoforme. On pourra insuffler sur les parties malades de la poudre d'iodoforme, et faire un pansement soigné de la plaie utérine, avec de la gaze iodoformée.

L'on peut également se servir de tampons saupoudrés d'iodoforme. Mis à sec de cette façon, le pansement est quelquefois irritant. On peut avec avantage procéder de la façon suivante : le tampon est recouvert de glycérolé d'amidon, et puis promené dans une soucoupe remplie d'iodoforme pulvérisé, qui adhère ainsi au tampon. Il est bon d'ajouter un deuxième tampon au devant du premier. Il faut veiller à ce que ce pansement se maintienne en place, et souvent prévenir sa sortie par un bandage.

L'iodoforme produit parfois des accidents, et, si c'est un désodorant énergique, il a une odeur fort désagréable.

A la Clinique gynécologique de Genève, on emploierait depuis plusieurs années une préparation térébenthinée, le *térébène*. D'après M. Cordes, adjoint à la Clinique (1), ce liquide limpide et incolore, a une odeur analogue à celle du thym, fort agréable.

On l'emploie mélangé avec parties égales d'une huile quelconque ; on l'applique à l'aide d'un tampon, comme nous l'avons indiqué plus haut. On renouvelle le pansement tous les deux ou trois jours. D'après ce chirurgien, « la fétidité des pertes est presque annulée, la quan- « tité de l'écoulement est diminuée, la production des « végétations et des nodosités cancéreuses est ralentie, « les hémorrhagies sont moins fréquentes et moins « abondantes ».

Currier applique un tampon recouvert d'iodoforme et d'eucalyptol.

Tels sont les soins qu'on peut donner à la plaie cancé- reuse de l'utérus, et qui, remédiant à la septicémie uté- rine et à la fétidité des écoulements, relèvent et soutien- nent les malades.

Hémorrhagies. — Il est un autre symptôme qui im- portune fort les femmes, ce sont les hémorrhagies, dues à la rupture des vaisseaux des fongosités. Les soins anti- septiques diminuent beaucourp ces écoulements sanguins. Mais parfois ils surviennent brusquement et abondam- ment.

Il ne faut rien attendre de l'ergot de seigle.

Les injections antiseptiques très chaudes à 80, 90° par- viendront, le plus souvent, à les arrêter. Ces injections

(1) Cordes. *Congrès de Washington*, 1887.

nedoivent pas être faites avec un irrigateur, dont le jet est trop violent, et il faut agir avec prudence et sans trop de force. Il importe particulièrement de ne jamais se servir de perchlorure de fer qui ne servirait à rien, et favoriserait les coagulations putrides. Emmet conseille vivement une injection très chaude de 40 à 50 grammes d'une solution concentrée d'alun, et il recommande à ses malades d'en avoir toujours à leur disposition.

Comme dernière ressource, il reste au médecin le tamponnement ou la cautérisation au fer rouge.

TRAITEMENT CURATIF

L'Utérus est mobile, entouré de tissus sains

Parmi les malades qui nous restent à étudier, il en est qui présentent encore des degrés divers dans l'envahissement du mal. Il se peut qu'on ne trouve qu'une petite tache cancéreuse sur une des lèvres du museau de tanche, ou qu'il existe déjà un champignon fongueux sur la portion vaginale du col. Le cancer peut remonter dans la cavité cervicale, et même siéger dans le corps, qu'il y ait débuté, ou qu'il ne s'y soit installé que secondairement : mais il est exclusivement utérin.

C'est en considérant l'étendue variable de ces lésions, qu'on a cherché des opérations de plus en plus radicales, s'efforçant de les proportionner à la gravité apparente du mal.

Nous indiquerons rapidement en quoi consistent ces opérations dites radicales, nous verrons quels résultats elles ont donné, et nous chercherons quelle est l'intervention la plus conforme aux indications, et qu'autorisent ses résultats opératoires et ses succès définitifs.

En présence d'un cancer limité de l'utérus que doit-on faire, et surtout que ne doit-on *pas* faire?

Dès que l'on a constaté un cancer limité de l'utérus,

il faut songer à une intervention active. Et il est absolument et formellement défendu de cautériser la plaie avec des solutions caustiques variées, qui ne font qu'irriter la plaie et favoriser la prolifération épithéliale. L'on peut et l'on doit, en attendant d'agir plus énergiquement, soigner les malades, panser leur plaie utérine, mais c'est en *attendant*, et il faut que le temps de la réflexion soit aussi bref que possible.

Les moyens de cure dite radicale du cancer de l'utérus les plus employés sont :

1° L'amputation sous-vaginale du col.

2° L'amputation sus-vaginale du col.

3° L'hystérectomie vaginale totale.

Amputation de la portion sous-vaginale. — Nous avons déjà parlé de cette opération et nous avons indiqué le moyen de la pratiquer que nous préférerions, si nous avions à la faire.

L'amputation sous-vaginale du col, a été surtout pratiquée par les chirurgiens qui désespèrent de la cure du cancer de l'utérus, et conseillée par quelques autres dans certains cas rares d'épithélioma très limité du col. Parmi ces derniers opérateurs, sont des partisans convaincus et hardis des opérations radicales.

Schrœder (1) dit expressément : « L'opération est sim-
« ple, lorsque la portion vaginale est *seule* le siège du
« néoplasme, comme c'est presque toujours le cas pour
« les cancers au début. On fera l'amputation sous-vagi-

(1) Schroeder. *Loc. cit.*

« nale, de la manière décrite à propos du catarrhe cer-
« vical ». Si le mal est limité, dit Emmet, on peut l'enlever avec les ciseaux ou le bistouri. « Il faut préférer
« l'amputation partielle, si l'on peut amputer à 1 centi-
« mètre au-dessus du mal, senti par le doigt », écrit
Schultze, d'Iéna (1).

Nous ne citerons pas ici les résultats de l'amputation
du col pratiquée par Lisfranc. L'on connaît l'histoire de
ses quatre-vingt-dix-neuf opérations suivies de quatre-
vingt-quatre guérisons, annoncées à l'Académie. Il serait
aussi injuste de juger l'opération du brillant opérateur
de la Pitié, par ce qu'en raconte Pauly (3), d'abord son
élève dévoué, puis son enemi vindicatif, et auquel « chaque amputation du col offrait une victime ». L'on ne
saurait de plus, en toute équité, juger et comparar des
opérations faites pendant les beaux jours de la septicémie, avec celles qui bénéficient aujourd'hui des immuni-
tés de l'antisepsie.

En 1884, le professeur Verneuil à publié dans les Ar-
chives de médecine une statistique de 15 opérations d'amputation du col pour cancer. Sur ces 15 opérations il n'y
a eu qu'une mort opératoire : ce qui fait 4 0/0 de mortalité. Or voici les résultats définitifs de l'intervention.

Un cas, était opéré depuis trop peu de temps pour
qu'on pût savoir le résultat.

(1) *Deutsch Med. Zeit.*, 1886, p. 224.
(2) PURCELL. Surgeon to the cancerous hospital. *British gyneco-
logical Society*, 1887.
(3) PAULY. Maladies de l'utérus, d'après les leçons cliniques de
Lisfranc.

Deux fois la repullulation fut immédiate.

Dans *cinq* cas la plaie n'a jamais guéri complètement, cependant il y eût rémission des accidents.

Une fois l'on ne put tout enlever, et la répullulation fut rapide.

Trois malades ont été perdues de vue, mais longtemps après (sans préciser).

Une observation donne une guérison de trois ans.

Enfin *une* femme opérée, par le professseur Verneuil, vécut 7 ans.

Repoussant l'hystérectomie, et rappelant cette statistique, le professeur Verneuil disait à la Société de chirurgie dans la séance du 5 janvier 1886 : « J'ai démontré par ma statistique, que les résultats des opérations, partielles, sont des plus encourageants. Elles m'ont permis d'obtenir des guérisons que l'on peut considérer comme définitives, et enfin, elles ne font point courir aux malades, les risques de l'hystérectomie ». En 1884, l'hystérectomie ne donnait point encore de très beaux résultats, et l'on comprend que l'on n'hésitât pas à lui préférer l'amputation sous-vaginale. Evidemment les cas n'ont pas été choisis et la statistique de Verneuil eut été meilleure s'il n'eut opéré que les cas signalés par les partisans, peu confiants, de l'amputation sous-vaginale. Mais nous pouvons, sans injustice, utiliser ces données statistiques, puisque c'est dans les cas analogues qu'on eût pu se poser la question d'une intervention plus sévère. Or nous trouvons sur 14 cas deux guérisons, de 3 à 5 ans, ou 14,2 0/0 de guérison.

Une statistique considérable est celle de Pawlick, publiée en 1882 : elle porte sur 136 cas. Sur ces 136 cas il y eut 10 morts, dans l'hôpital, ce qui donne 7 1/2 0/0 de morts, et il y eut 20 0/0 de guérison (1).

Une chose frappe dans ces statistiques, c'est la différence de survie énorme qui sépare les différents cas, et qui tient évidemment, à ce que parfois on opère les cancers très limités, et que dans d'autres, le mal a dépassé la portion vaginale. Et remarquons que les cas limités si favorables, les plus favorables, laissés à l'amputation sous-vaginale, relèvent les statistiques. Nous n'avons pas malheureusement de détails sur chacune des observations, mais la supposition que nous faisons, est légitimée par le courant de l'opinion chirurgicale en Allemagne et en Autriche où opère Pawlick.

En somme, c'est une opération qui n'est pas absolument innocente, et qui donne, pratiquée dans d'excellentes conditions, 20 0/0 de succès.

Répondant quelquefois, en apparence tout au moins, à l'indication opératoire, dans la plupart des cas elle n'atteint pas les limites du mal, c'est incontestable. Même dans les cas où l'on fait passer l'anse galvanique sur des tissus durs, peut-on juger, sur la tranche qu'on a tout enlevé? Assurément non. Dans les cancers qui débutent dans la muqueuse du col, on est presque toujours assuré d'être en deçà du mal. Ces épithéliomas térébrants, sont donc, à peu près constamment, sinon d'une façon régulière, au delà de l'efficacité opératoire de l'amputation sous-vaginale; il en est de même du cancer noueux.

(1) Zur Trage Behandlung der Uterus carcinom. *Wiener Klinik.* 1882.

Il est enfin un certain nombre d'objections applicables à toutes les opérations partielles du col, et que nous pourrons également faire à l'opération de Schrœder.

Amputation sus-vaginale. — C'est en considérant l'indépendance relative du corps et du col, le cantonnement fréquent du cancer au col, et le temps assez long qu'il met à franchir la barrière de l'orifice supérieur de la cavité cervicale, que Schrœder vanta une opération destinée à enlever tout le col utérin, l'amputation sus-vaginale du col, connue encore sous le nom d'opération de Schrœder. Ce n'est pas qu'avant lui, on ne l'ait pratiquée. Kœberlé décrit une opération qu'il fait depuis vingt ans, et qui est une amputation sus-vaginale (1).

Mais cette opération a été proposée particulièrement, comme intervention réglée et de choix par Schrœder, et surtout défendue énergiquement par Hofmeier, l'assistant et le gendre du professeur de Berlin.

Voici rapidement les temps principaux de l'opération.

1er temps. — Après abaissement de l'utérus, ligature temporaire des artères utérines.

2e temps. — Incision des commissures du col ; on a ainsi deux valves utérines qu'on saisit, l'une après l'autre, pour inciser les culs-de-sac et dégager l'utérus, d'abord du col de la vessie en avant, puis du rectum en arrière. Ceci fait, on coupe chaque valve en bec de flûte, et il reste une plaie en cupule.

(1) KOEBERLÉ. *Nouvelles annales d'obstétrique et de gynécologie,* oct. 1886, p. 144.

Les résultats opératoires, et les résultats éloignés de l'opération seraient d'après Hofmeier excellents.

Il a, en 1886, publié une statistique où il compare les résultats de l'hystérectomie vaginale totale et de l'opération sus-vaginale ; sous le rapport de la survie surtout, l'opération serait préférable à l'extirpation totale par la voie vaginale (1). Il a réuni les opérations d'hystérectomie totale et partielle des huit dernières années.

Sur 136 amputations-sus vaginales, il y a 10 morts, soit 7,4 0/0 comme mortalité opératoire.

Sur 74 extirpations vaginales totales, il y a 12 morts : soit 16,2 0/0 de mortalité.

En prenant les dernières opérations, on trouve :

34 opérations partielles et 0 mort.

50 extirpations totales et 8 morts.

Remarquons que les opérations comparées ne sont pas, comme elles devraient l'être, en nombre égal et qu'il y a presque 1/3 en plus d'extirpations vaginales totales.

Les résultats éloigés sont encore, semble-t-il, plus convaincants.

Vivaient au bout d'un an :

Opération partielle :

96 opérées suivies,
dont 49 sans récidive ;
47 avec récidive.

(1) HOFMEIER. Zeitsch. für Geb. u. Gynækologie, Bd xiii, H ft 2, 1886.

Opération radicale :

33 opérées suivies,
dont 20 sans récidive ;
13 avec récidive.

Vivaient au bout de deux ans :

Opération partielle :

84 opérées suivies,
dont 38 sans récidive ;
46 avec récidive.

Opération totale :

29 opérées suivies,
dont 7 sans récidive ;
22 avec récidive.

Vivaient au bout de trois ans :

Opération partielle :

57 opérées suivies,
dont 24 sans récidive;
33 avec récidive.

Opération totale :

23 opérées suivies,
dont 6 sans récidive ;
17 avec récidive.

Vivaient au bout de quatre ans :

Opération partielle :

46 opérées suivies,
dont 19 sans récidive ;
27 avec récidive.

Opération totale :

11 opérées suivies :
0 survie.

L'on voit que l'on a eu comme survie et successivement au bout de 2, 3, 4 ans.

Pour l'opération partielle : 51, 46, 42, 41,3, 0/0.
»   »   totale : 63, 24,1, 26,0, 0/0.

Ces résultats de l'amputation sus-vaginale sont évidemment très beaux.

On lui a fait des reproches cependant, et plusieurs auteurs allemands signalent ses difficultés d'exécution. Elle offre, de plus, comme résultats opératoires, deux inconvénients sérieux. On a rappelé qu'elle amenait, comme l'amputation sous-vaginale, des oblitérations du col. Fritsch insiste beaucoup sur ce fait. Il cite l'observation d'une femme qui, à la suite d'une opération de ce genre, eut une oblitération du col ; au moment, des règles survenaient des douleurs si atroces, qu'on fut obligé de pratiquer la castration (1).

Or l'on a souvent à opérer des femmes jeunes encore, puisque d'après la statistique de Glatter, 24 0/0 des cancers de l'utérus se verraient de 20 à 35 ans.

(1) Fritsch. Archiv für Gynækologie, 1887.

Si le col reste perméable, on laisse à la malade la mauvaise chance d'une grossesse possible, et ses inconvénients en pareille circonstance. C'est là un danger qu'Hofmeier ne peut nier, et sur lequel appuie Martin.

Mais pour satisfaire aux indications radicales, même en ne tenant compte que des caractères grossiers et des limites objectives du cancer, cette opération ne trouvera que dans des cas limités, des conditious opportunes d'exécution. Plus radicale que l'amputation sous-vaginale, elle vaut mieux, mais elle est encore insuffisante. On ne saurait trop se rappeler qu'elle laisse intact le corps de l'utérus, et l'on sait que d'après les recherches de Ruge et Veit (1), de Cornil, il y a souvent des noyaux indépendants dans le corps de l'utérus.

A ces raisons, l'on répondra par des faits. Ce sont des arguments, mais nous pensons qu'ils n'ont pas d'autre valeur. On est dupe d'une illusion, croyons-nous, lorsqu'on essaye de montrer que l'opération sus-vaginale est plus radicale et plus sûre dans ses effets, que l'extirpation totale. Il doit y avoir une cause d'erreur que nous essaierons de trouver. Admettre de pareils faits, sans explication, reviendrait à soutenir qu'une opération incomplète est plus radicale qu'une opération complète, et prévient plus efficacement la récidive, ce qui est incompréhensible.

Quoi qu'il en soit, cette opération n'a pas trouvé en Allemagne l'accueil que semblaient lui mériter ses résultats annoncés, la grande autorité du chirurgien qui la pratiquait et le zèle à la défendre, qu'a déployé Hofmeier.

(1) Krebs der Gebœrmutter.

Opération de Baker. — Si cette opération annonce des résultats si beaux, il en est une, pratiquée en Amérique, qui a de moins nombreux etats de service, mais plus brillants encore. C'est l'amputation sus-vaginale élevée suivie de curettage et cautérisation, de Baker (de Boston). C'est une opération qui n'est point radicale, puisqu'elle laisse le fond de l'utérus, fortement modifié cependant, mais elle est beaucoup plus complète que l'amputation sus-vaginale de Schrœder. Comme elle est peu connue (1) nous lui donnerons une place assez large, que lui valent bien ses succès.

C'est en 1882 que Baker annonça et décrivit son opération dans l'American Journal of Obstetrics. Au mois de mars 1886, il a publié un nouveau mémoire important avec les résultats de sa pratique.

1er Temps. — Abaissement de l'utérus aussi près que possible de la vulve.

2e Temps. — Incision du cul-de-sac antérieur, et l'on sépare la portion sus-vaginale, en s'aidant des ciseaux et des doigts. Opération analogue en arrière, puis sur les côtés.

3e Temps. — On excise alors avec les ciseaux un coin du corps de l'utérus. Cette opération est plus radicale que l'amputation sus-vaginale ordinaire ; en effet les angles inférieurs du coin qu'on enlève, se trouvent sur une ligne passant par l'orifice supérieur du col, et le sommet près du fond de l'utérus. « On peut ainsi enle- « ver tout le col sous et sus-vaginal et une bonne moitié

(1) Elle a même échappé à notre ami Secheyron dans sa thèse remarquable sur l'Hystérotomie (1887).

« du corps. Aussi que le cancer y ait débuté ou qu'il y
« soit remonté, il est enlevé. »

4° temps. — On applique le cautère actuel au rouge
sur toute la surface saignante.

« Cette partie de l'opération demande beaucoup de
« temps ; car la traction est relâchée, il y a de l'hémor-
« rhagie ; et il faut beaucoup de patience pour cautériser
« à fond et suffisamment chaque vaisseau qui saigne, de
« façon à ce qu'on puisse se sentir en sûreté, en mettant
« les malades au lit, sans tampon, pour pouvoir contrô-
« ler l'hémorrhagie ».

Mais il ne laisse pas ainsi les malades. Il les suit, et
fait un usage fréquent de la curette et du cautère auxquels, comme nous l'avons vu, en parlant du traitement
palliatif, il attribue au moins autant qu'à l'opération, ses
succès.

Baker opère même quand la vessie et le vagin sont
pris.

Et maintenant voici quels sont ses résultats.

Dans tous les cas, le diagnostic clinique a été confirmé
par l'examen microscopique.

Baker ne donne pas toute sa pratique. Il ne livre que
les observations qui ont une assez longue durée, pour
qu'elles puissent fournir des éléments convenables d'appréciation. Les malades auxquelles il a appliqué son opération dans toute sa rigueur sont au nombre de 10. Il n'a
pas eu un seul cas de mort opératoire.

(1) Cancer of the uterus. The treatment by hight amputation com-
pared with total extirpation, by WILL. BAKER, de Boston. In *New-
York medical Journal.* Mars 1886, p 313.

De ces 10 femmes :

Une est morte quelques mois après.

Une, 3 mois après l'opération; et présenta à l'autopsie des ganglions lombaires cancéreux; et un cancer du pancréas.

Les 8 autres ont eu une survie de 2 à 8 ans.

Baker nous donne le détail de ces différents cas, et nous croyons intéressant de les rapporter. Voici ce qu'on en savait au commencement de 1886.

I. — Lettre du médecin qui soigne l'opérée, 8 ans après l'opération. La malade vaque à ses occupations, mais il y a des signes de récidive, et des hémorrhagies profuses.

II. — Opérée le 8 novembre 1879. Revue il y a trois mois. Point de signe local de récidive. Vie : 6 ans.

III. — Opérée le 31 janvier 1880. Depuis, a passé l'époque de la ménopause; va très bien. Vie : 6 ans.

IV. — Opérée en octobre 1880. Se considérait comme guérie dans une lettre, cinq ans et trois mois après l'opération.

V. — Opérée en 1880. Bonnes nouvelles par son médecin. Vie : 5 ans.

VI. — Opérée le 24 mai 1881. Revue il y a trois mois, Bien portante. Vie : 4 ans et 7 mois.

VII. — Opérée le 26 janvier 1882. Reçu une lettre de son médecin en janvier 1886; pas de récidive. Vie 4 ans.

VIII. — Opérée en mai 1880. 2 ans après, récidive dans la cicatrice et mort.

En somme, l'auteur à 0 comme mortalité opératoire, et 70 0/0 de guérison *après 4 ans* et 80 0/0 *après 2 ans.*

Il nous reste à signaler, de l'analyse de ces cas, un

accident que nous avons déjà vu à propos des amputations du col, la rétention menstruelle, dont Fritsh nous avait donné une si intéressante observation. Il y eut dans l'observation VIII une si complète obstruction de l'utérus, rétention des règles, avec des douleurs telles, qu'on fut obligé d'inciser la cicatrice et d'y introduire un tube de verre. Puis l'on recommanda la dilatation de l'utérus.

Ce sont certes là de bons résultats. Baker compense l'insuffisance de son amputation par le raclage et la cautérisation. Nous pouvons cependant nous demander, si ces résultats ont continué. Baker nous dit bien qu'il n'a voulu donner que des cas anciens, pour qu'on pût juger du résultat tardif. Mais remarquons que la dernière opération date du 26 janvier 1882, et que de 1882 à 1886 exclusivement, il y a 4 années, et le résultat de 3, 2 et même un an sont intéressants à connaître. Y a t-il eu là seulement une série heureuse, nous n'en savons rien. Quoi qu'il en soit et quels qu'aient été les résultats ultérieurs, restent 10 faits positifs indéniables et intéressants.

Hystérectomie vaginale totale. — Il est peu d'opérations qui dans ces dernières années, aient autant occupé l'attention, et peu qui aient été aussi maltraitées : on lui a reproché ses difficultés d'exécution, ses dangers opératoires et son impuissance curative.

Est-il vrai, comme le proclamait Jackson (1) au congrès

____

(1) JACKSON. The modern treatment of Uterine cancer. International Congress of Washington, sept. 1887.

de Washington, à la fin de 1887, que « l'hystérectomie vaginale est, pour ainsi dire, pire que le mal ? » Faut-il dire avec lui qu'elle « ne guérit, ni ne soulage ; qu'elle tue, mais ne sauve pas », et conclure avec cet auteur que « ce n'est pas une opération utile mais nuisible, et comme telle injustifiable » ?

Nous ne décrirons point, par le menu, le manuel opératoire si souvent discuté et détaillé par les auteurs.

Nous n'insisterons que sur un point. Des trois grands temps de l'opération : libération du col de l'utérus du vagin et des organes voisins, ligature des ligaments larges et extraction, nous ne dirons un mot que du second. C'est ce temps, qui a toujours été le plus difficile, et dont l'exécution imparfaite a été la cause d'accidents immédiats ou tardifs.

Il est admis que dans toute opération, la ligature est le procédé de choix d'hémostase définitive. Les premiers opérateurs d'hystérectomie vaginale totale, lièrent les ligaments larges, mais par gros tronçons, en trois ou quatre parties. Ces ligatures, placées à l'aveugle, et très difficilement, tenaient peu, et on eut des hémorrhagies qui donnèrent une mortalité considérable. Péan, appliquant à l'hystérectomie vaginale, sa méthode générale d'hémotase, pinça les ligaments larges avec de fortes et longues pinces, qu'il laissa à demeure. Il eut des succès. Mais ce procédé de nécessité fut surtout proposé comme règle opératoire de choix, par Richelot. Les succès qu'il obtint, entraînèrent la plupart des chirurgiens en France.

Ces pinces, souvent fort nombreuses, rendent malaisée une antisepsie rigoureuse, et souvent peu solides sur la tranche des ligaments larges, peuvent être déplacées soit pendant, soit après l'opération. On obtint des résultats meilleurs que par la pratique précédente, mais on eut encore des hémorrhagies plus connues que publiées. Il est enfin un accident grave, imputable aux pinces, c'est le pincement d'un ou des deux uretères. Bœckel ayant eu ce malheur, fit la néphrectomie pour parer aux accidents.

Dans un cas, Duplouy, de Rochefort (1), eut par compression, du sphacèle du rectum. Dans une observation récente, Kuester eut un accident du même genre (2).

La ligature est faite aujourd'hui, d'une manière plus méthodique. Elle précède, pas à pas, la section au bistouri, tant pour le vagin que pour les ligaments larges. La plus grande partie de ces derniers est liée par petites masses, après le renversement du corps de l'utérus, ce qui permet de se rendre maitre surement des vaisseaux gros et nombreux du bord supérieur des ligaments larges, vaisseaux qu'atteignent difficilement et serrent mal les pinces. Du reste les résultats sont excellents. Il n'y a pas eu d'hémorrhagie dans les observations suivies dans la pratique de S. Pozzi, et traitées de la sorte. C'est le procédé qu'emploient Demons, Lanelongue (de Bordeaux), Martin, Fritsch, et dans les 52 dernières opérations du chirurgien de Breslau, il n'y a pas un seul cas d'hémorrhagie.

La ligature est le plus souvent possible ; elle l'est dans presque tous les cas d'utérus mobiles, les seuls que nous

(1) *Congrès français de Chirurgie.* 2° Session 1886.
(2) Union médicale. Mars 1888.

voulions opérer. Il se peut cependant, qu'on soit obligé d'avoir recours aux pinces et qu'on soit forcé de s'en servir, par nécessité.

Si nous avons insisté sur le traitement des ligaments larges, c'est que dans leur opération résident spécialement les grandes objections à l'hystérectomie vaginale totale.

Difficulté. — L'hystérectomie vaginale totale, n'est pas évidemment une opération d'une facilité élémentaire et il se peut qu'elle soit interdite au praticien, qui se sert, par occasion, du bistouri. Ce ne saurait être une raison pour l'interdire aux chirurgiens. Mais en tous cas, ce n'est pas l'amputation sus-vaginale qu'on pourrait lui préférer sous ce rapport, ni surtout l'opération de Baker, dont à vrai dire, nous comprenons mal le manuel opératoire. Assurément il y a eu des accidents; souvent la vessie a été ouverte. Ce malheur est arrivé en Allemagne à plusieurs chirurgiens rompus à ces sortes d'opérations; il est arrivé même à Roux, l'opérateur dont on a pu dire que « nul n'a porté plus loin la dextérité chirurgicale et « n'a été plus brillant l'instrument à la main (1) ». C'est là un accident aujourd'hui d'importance secondaire, à moins qu'il n'y ait envahissement cancéreux de ce réservoir Quant au pincement des uretères par les pinces, c'est un accident qui disparaît avec leur usage.

La difficulté de l'opération tient en grande partie à l'état de l'utérus. Quand un utérus est petit et mobile, l'opération se fait vite et sans trop de peine. C'est une

____

(1) Rochard. *Chirurgie française au XIXᵉ siècle.*

opération qui n'est pas plus délicate et souvent bien moins pénible que l'ovariotomie, que tout le monde pratique. C'est au contraire une opération extrêmement laborieuse et qu'on termine mal, lorsque l'utérus est immobilisé ou très gros. Donc, plus l'opération est faite de bonne heure, plus elle est facile, et nous pouvons ajouter plus elle sûre. Les grands accidents de cette opération, ceux qui ont grevé le plus sévèrement les statistiques, sont l'hémorrhagie et le shock, qui n'est souvent qu'une hémorrhagie déguisée; puis vient, mais avec moins de gravité, la péritonite septique, septicémie souvent due à la présence d'un foyer hémorrhagique. Or, ces accidents dépendent, plus particulièrement, de la bonne et parfaite exécution des temps opératoires, et tout spécialement de la ligature des ligaments larges. C'est alors qu'on pourra opérer vite, ce qui dans les opérations qui touchent à la cavité abdominale présente, plus qu'ailleurs, de l'importance, opérer sûrement en liant soigneusement les vaisseaux et en froissant le moins possible les organes pelviens, c'est alors qu'on aura le plus de chance enfin d'opérer avec bonheur.

La gravité opératoire de l'hystérectomie vaginale a été due surtout à l'insuffisance de la technique opératoire d'abord, et au peu de recherche ou à la négligence des indications opératoires. On n'a qu'à suivre pas à pas la pratique des chirurgiens qui ont le plus fait cette opération, pour se convaincre que ce sont là les véritables causes d'insuccès. Dans la statistique des 60 cas de Fritsch (1),

---

(1) In *Arch. für Gynækologie. Loc. cit.*

par exemple, parmi les 10 premiers cas on trouve
2 morts indiquées dans le tableau comme collapsus,
mais que Fritsch a soin de nous donner plus loin
comme morts d'hémorrhagies. Dans les 52 cas opérés
depuis 1884, point de mort imputable à la technique elle-
même, mais à ces aléas de toutes les opérations, et dont
le chirurgien est plus ou moins responsable.

Dans la statistique de Bouilly publiée par Hache, une
malade est morte d'hémorrhagie, mais d'hémorrhagie
par les masses cancéreuses qu'on n'avait pu enlever.

En somme quelle est la mortalité opératoire de l'opération.

Le travail le plus important sur la statistisque de l'opération est celui de Sara Post publié en 1886 (1), qu'elle a
complété dans un travail publié en novembre 1887 (2).

Dans son premier mémoire S. Post a réuni tous les cas
publiés dans les différents pays depuis les premières
opérations jusqu'en janvier 1886. Sur 341 opérations elle
trouve une mortalité de 27 0/0, mortalité qui descend de
37 0/0 à ce chiffre lorsqu'on prend les opérations par années. Juger ainsi une opération, c'est s'exposer à de graves
erreurs. Les opérations anciennes, presque toutes malheureuses grèvent sans raison les opérations récentes, et l'on
ne saurait mettre en parallèle les opérations de Sauter et de
Récamier avec celles de Martin, Fritsch, Trélat ou Péan.

Dans son second mémoire, S. Post prend les opérations des deux dernières années, et les ajoutant à celles
qu'elle avait déjà publiées, trouve 24 0/0 de morts. Mais

(1) *American Journal of medical science.* Janvier 1886.
(2) *American Journal of obstetrics.* Novembre 1887.

cette amélioration du résultat statistique, ne marque pas la marche heureuse et vraie de l'opération.

L'on ne peut non plus comparer exactement, les résultats d'opérations faites en des lieux divers par des chirurgiens différents, et dans des conditions souvent bien opposées de risques opératoires. Il arrive alors que des chirurgiens avisés et habiles portent la peine de fautes qu'ils n'ont point commises. Ainsi, tandis que dans les statistiques, Brennecke arrive avec 21 opérations et 0 mort, Zoiaïdowski donne 16 opérations et 7 morts et obère de ses 43,7 0/0 de mortalité, la colonne intacte du chirurgien allemand.

Martin a publié dans l'*American Journal of obstetrics*, en octobre 1887, une statistique dans les conditions de parité meilleures.

Sur 311 cas réunis de la pratique de Fritsch, Leopold, Olshausen, Schrœder et Hoffmeier, Staude et de la sienne, il trouve 47 morts, soit 15,1 0/0 de mortalité.

Les inconvénients signalés plus haut, fortement atténués par l'habileté des opérateurs, n'en servent pas moins dans une certaine mesure à fausser l'appréciation des résultats. Il faut prendre la pratique d'un chirurgien, ayant une valeur et une expérience reconnues. Et voici ce que donne individuellement la statistique de Martin.

Stande............	22 cas	—	1 mort
Léopold...	42 »	—	4 »
Fritsch..........	60 »	— 7	»
Schrœder........	74 »	— 12	»
Martin...........	66 »	— 11	»
Olshausen.......	47 »	— 12	»

Et encore, ces différents résultats portent sur plusieurs années et l'on sait que les premières opérations ont été malheureuses. Nous ne connaissons pas, ce qui est regrettable, les statistiques détaillées de tous les opérateurs et par année ; mais il est certain que les premières tentatives opératoires ont fait tort aux dernières opérations mieux conduites.

Pour Martin, nous avons la preuve que le chiffre de 66 opérations avec une mortalité d'à peu près 16,6 0/0, n'est pas l'expression vraie du résultat de sa pratique actuelle. En effet, en 1882, il publiait 31 cas avec 8 morts ; donc depuis 1882 jusqu'en octobre 1887, il a opéré 35 fois avec 3 morts, ou près de 8,6 0/0 de mortalité seulement.

Les statistiques françaises sont moins bonnes, mais l'opération est plus récente et les chirurgiens en ont une moins longue pratique, Terrier (1) a publié ses 19 opérations avec 5 morts, soit 26,31 0/0. Mais les 10 dernières opérations, n'ont donné que 2 morts, soit 20 0/0 de mortalité.

S. Pozzi a publié avec les observations que nous avons consignées à la fin de ce travail, 5 observations avec 1 mort, soit 20 0/0 de mortalité (2).

Bouilly, cité par Hache, a eu 11 opérations et 3 morts, soit 27 0/0 de mortalité.

Et certes l'on pourrait aisément et sans fausser les résultats, éliminer les deux opérations fatales qui ont été faites dans des cas où les contre-indications étaient formelles. Une fois la vessie envahie par le cancer a été

(1) *Union médicale*, 13 décembre 1887.
(2) Une des morts signalées dans la thèse de Gomet, n'était pas une opérée de cancer.

déchirée, et il y a eu septicémie ; une deuxième fois la malade est morte d'hémorrhagie par les bourgeons cancéreux, non enlevés. L'on aurait alors 9,9 0/0 comme mortalité.

En élaguant ainsi les statistiques, nous ne saurions encourir le reproche de vouloir trop prouver. Nous voulons juger la valeur d'une opération, faite dans des conditions déterminées ; il nous est permis, et il est même juste, que nous ne tenions compte que des cas ne sortant pas des indications posées.

Il est encore des séries plus heureuses en Allemagne, et, remarquons-le, appartenant à des hommes jeunes, ayant bénéficié des perfectionments techniques et de la précision des indications.

Heilbrun .. 22 cas, 1 mort = 4,54 0/0. (1)
Brennecke. 21 — 0 — = 0 0/0. (2)
Klotz..... 17 — 0 — = 0 0/0. (3)

Ainsi donc, dans ces dernières années la mortalité en Allemagne varie entre 25,5, chiffre maximum atteint par un seul chirurgien, Olshausen, et 0, sur des séries de 21 et 17 opérations. La plupart des opérateurs, Martin, Leopold, Fritsch, etc., oscillent entre 10 et 8 0/0.

En France, la statistique suit une progression favorable, et souvent c'est dans de mauvaises conditions notoires que l'opération a été pratiquée. Il n'y a point de

(1) Central. Gyn. 1887.
(2) Ztsch. f. Geb. u. Gyn. 1886, p. 56.
(3) Centralblatt f. Gyn. 1886, p. 31.

raisons pour qu'elle n'atteigne les résultats obtenus à l'étranger, résultats que le nombre des opérateurs et le nombre des opérés, ne permet pas de mettre seulement sur le compte de séries heureuses.

On voit que cette hystérectomie est comme mortalité, supérieure à l'hystérectomie sus-vaginale, et elle n'est pas loin d'égaler en bénignité les opérations les plus simples. L'opération de Baker, seule vaudrait mieux semble-t-il ; mais sa statistique ne porte que sur 10 cas auxquels l'on pourrait opposer les cas de Brennecke, ou ceux de Klotz. Nous avons enfin trop peu de renseignements sur cette opération, elle a été trop peu souvent pratiquée, et son expérience a le tort d'être restreinte à celle de son inventeur.

Résultats tardifs. — Les résultats tardifs de l'hystérectomie vaginale totale sont plus difficiles à apprécier. En effet les opérations qui ont pour nous de la valeur, c'est-à-dire les opérations pratiquées suivant des indications que l'expérience a tardivement formulées, ces observations sont trop jeunes pour donner un élément suffisant d'appréciation.

Combien de fois pendant les premières années n'a-t-on pas fait des opérations qui ne pouvaient donner aucun résultat curatif ? Ne sommes-nous pas en droit de tout supposer, lorsqu'on voit encore aujourd'hui les opérateurs les plus partisans de l'hystérectomie, lui laisser, non les cas les plus mauvais, peut-être, mais les moins favorables ; lorsqu'on voit, que sur un total général de 94 opérations, Martin en a fait 28 alors que tout le cancer ne pouvait être enlevé (1). Nous avons vu Fritsch, Schultze, renvoyer aux opérations partielles les cas de cancer très limité. Schrœder ne propose l'hystérectomie vaginale totale, qu'en troisième ligne.

Les cas de cancer de l'utérus les plus favorables ont donc été réservés aux opérations partielles.

Nous comprenons ainsi ces statistiques de Shrœder et Hofmeier, qui ne peuvent avoir une autre explication.

Quant aux observations de Baker, nous pouvons faire les mêmes réserves que nous faisions en jugeant les résultats opératoires. Il y a tout lieu de penser que ces cas ont été choisis parmi les meilleurs. La facilité avec laquelle il semble amener l'utérus à la vulve, montre qu'il n'a pas eu des cas bien avancés, car l'on sait combien, même parmi les utérus mobiles, il en est peu qui se laissent abaisser aisément à ce degré.

Il prétend enfin, que parmi les malades qui se présentent au médecin, il y en a à peine 1/4 qui puisse être opéré. C'est une proportion probablement vraie, mais assurément la plupart des opérations d'hystérectomie, n'ont pas été choisies avec une pareille réserve.

Plus les opérations que nous avons étudiées ont été radicales, plus longue a été la moyenne de la survie.

Les opérations de Schrœder et de Baker ont donné une survie de 1 à 8 ans. Pourquoi l'hystérectomie totale, opération plus radicale, faite dans les mêmes conditions, ne donnerait-elle pas des résultats supérieurs?

(1) S. Pozzi, 2ᵉ mémoire (loc. cit.).

Mais déjà, même dans les conditions où elle a été pratiquée, elle répond par des résultats satisfaisants.

Nous connaissons les tableaux de Hofmeier donnant pour l'extirpation vaginale totale, 63 0/0 de succès au bout d'un an, 24 0/0 au bout de 2 ans. Martin avait, en 1886, 24 femmes encore vivantes après deux ans, sur 34 opérées. Ces malades ont ainsi joui d'une survie de 2 ans, qui peut encore se prolonger, alors que la moyenne de durée du cancer est de 18 mois. Une opérée de S. Pozzi, en décembre 1885, et signalée dans la thèse de Gomet, vit encore sans trace de récidive deux ans et deux mois après l'intervention.

L'opération de l'hystérectomie vaginale totale n'est plus une opération dont la mortalité puisse nous effrayer. Faite de bonne heure, elle est facile, et plus elle est hâtive plus ses résultats opératoires sont heureux. Plus tôt on la fait, plus longue est la survie. Le jugement, par analogie aux opérations de Schrœder et de Baker, le démontre suffisamment. Aussi faut-il opérer, aussitôt que possible, si limité que soit le mal, alors que l'examen microscopique est nécessaire pour faire le diagnostic. Si on a le bonheur de tomber sur de pareils cas, il ne faut pas hésiter, et nous dirions même volontiers sous une forme peut-être paradoxale : plus le mal est petit, plus radicale et complète doit être son opération. Une opération partielle ne nous rassurera jamais sur la réalité de notre complète intervention. Pourquoi tarder, lorsqu'on fait le diagnostic d'une affection qui ne pardonnera pas? Les risques opératoires ne permettent en aucune façon cette hésitation. Pourquoi traiter autrement le cancer de l'utérus qu'on ne traite le cancer des autres organes ? Alors qu'on opère hardiment un sein de très bonne heure, et qu'on n'hésite pas à proposer l'opération, dès qu'on fait le diagnostic, on hésite pour l'utérus. C'est en traitant ces cancers du sein par une opération opportune et précoce, qu'on a modifié le pronostic thérapeutique de cette affection, à laquelle les anciens chirurgiens, qui opéraient tard, ne touchaient qu'avec peu de confiance et sans résultats de survie encourageants. Küster, au dernier congrès des chirurgiens allemands, en 1883, a donné la statistique de 778 opérations du sein avec 15,6 0/0 de mort, et cependant on opère, et quand on donne 2 ans, 2 ans 1/2 de vie, et souvent bien moins, on est heureux. On a quelques cas favorables de longues survies, il est vrai, même des guérisons, après plusieurs interventions, mais ce sont de ces cas exceptionnels.

C'est qu'on se contente d'une opération donnant une survie tranquille à la malade, alors même qu'elle n'a point prolongé ses jours.

N'en est-il pas de même aussi pour l'utérus. Il se peut qu'à la répullulation finale, les douleurs reviennent, comme elles reviennent dans les récidives du sein. Mais la vie qu'on procure est jusqu'aux derniers mois, quelquefois jusqu'à la fin une vie de bien-être. Nous ne pouvons oublier la femme que le professeur Trélat a opérée en avril 1886, à la Charité, et qui est morte en janvier 1888, dans le service de M. Rigal. Nous l'avons suivie jusqu'en octobre 1887 moment où elle entra à Necker. Elle était fraîche, et sans aucun trouble du côté du bassin. Vers la fin elle se plaignait seulement de troubles dyspeptiques, et finit par mourir d'accidents urémiques.

La cicatrice était intacte, mais il y avait un collier ganglionnaire autour des uretères, cause des lésions rénales secondaires auxquelles la malade a succombé.

Or voilà une femme qui a vécu pendant près de 22 mois, d'une vie facile, sans soins minutieux à prendre, sans écoulements, sans douleurs.

Et n'est-on pas en droit de compter sur beaucoup mieux, quand on opérera plus tôt et plus opportunément.

L'hystérectomie vaginale totale est l'opération qui répond le mieux aux indications : seule elle permet une ablation large et complète du mal. Elle donne des résultats opératoires, au moins égaux à ceux des autres opérations pour cancer. Les résultats tardifs, donnent dans quelques cas, une survie considérable, souvent une vie moyenne supérieure à la durée moyenne du cancer de l'utérus, et dans des conditions de bien-être incontestables.

Ces résultats, aussi bons que les résultats tardifs des autres opérations pour cancer, deviendront infiniment meilleurs. Les résultats des opérations de Schrœder et de Baker nous en sont un sûr garant; mais à une condition c'est qu'on opère en se conformant strictement aux indications opératoires.

Opérer tôt et largement, c'est ici comme ailleurs, le secret des succès immédiats et tardifs. Plus le mal est limité, plus l'opération est facile dans son exécution, et sûre dans ses résultats. La limitation du cancer est une indication urgente et formelle.

Exceptions. — Il est des cas rares, où l'hystérectomie

vaginale n'est pas faisable. C'est lorsqu'il y a disproportion entre le canal pelvien et l'utérus.

Ce sont les proportions *relatives* du vagin et de l'utérus qu'il faut considérer. Il est, en effet, des vagins par où passeraient des utérus, même très volumineux, tandis qu'on ne pourrait extraire un utérus de moyen volume, par certains vagins étroits de nullipares, ou rétrécis de vieilles femmes.

C'est le volume du corps qui fait obstacle à l'extraction. Ce sont, parfois, des fibro-myomes qui en exagèrent les dimensions, comme dans nos observations X et XI ; mais il y a quelquefois hypertrophie des parois de l'organe, due à de la métrite, métrite qui accompagne si souvent le cancer du corps, comme viennent de le montrer Cornil et Brault. Mon ami et collègue Valat a présenté, l'année dernière, à la Société anatomique, un cancer du corps à parois épaisses, et qui, au niveau du fond de l'utérus, mesurait plus de 7 centimètres dans son plus grand diamètre transversal. Ces cas peuvent se rencontrer dans trois circonstances :

1° Le *col* seul est pris, mais le volume du corps s'oppose à l'extirpation vaginale.

Il faut alors se résoudre à faire l'amputation sus-vaginale de Schrœder.

2° Si le *corps* seul est atteint, et présente des dimensions exagérées, il faudra pratiquer l'hystérectomie abdominale supra-vaginale qui donne 70 0/0 de succès opératoires (Schrœder).

3° Mais si le corps et le col sont pris, comme pour extraire l'utérus on serait obligé de faire l'hystérectomie abdominale totale, ou opération de Freund qui d'après les statistiques de Butlin donne 72 0/0 de mortalité, il faut se résoudre à une opération palliative. Pour nous, la plus radicale de ces opérations c'est le curettage et la cautérisation (1).

A part ces exceptions très rares l'*hystérectomie vaginale totale est l'opération curative de choix du cancer de l'utérus.*

(1) BUTLIN. *Operative surgery of maliguan diseases.* Londres, 1887.

OBSERVATIONS

OBSERVATION I (INÉDITE)

Cancer térébrant du col de l'utérus. — Curettage. — Survie
de deux ans 1/2.

Mme D..., 30 ans, a commencé à souffrir de pertes de sang et
de douleurs au commencement de 1883. Au mois de novembre
de la même année, le Dr S. Pozzi est appelé. Il constate alors
l'existence d'un épithélioma térébrant du col. Le museau de tanche était intact ; mais la face interne des lèvres du col était
couverte de petites végétations qui obstruaient complètement
la cavité cervicale. Au mois de novembre 1883, on pratique un
curettage suivi d'une cautérisation au thermo-cautère. Amélioration passagère. En janvier 1884, nouveau curettage et nouvelle
cautérisation. Cette fois, il survint une amélioration très notable, les pertes cessèrent, les douleurs s'atténuèrent.

Mais à l'automne les symptômes reprirent avec une nouvelle
intensité. Au mois d'octobre 1884, troisième curettage avec
cautérisation. A ce moment le col de l'utérus a presque disparu ;
il est remplacé par une cavité végétante rétractée au fond du
vagin.

L'amélioration reparaît. Après la chute de l'eschare on fait
un pansement toutes les semaines avec des boulettes de coton
hydrophile trempées dans une solution de chlorure de zinc à
1/10.

En mai 1885 nouveau curettage et nouvelle cautérisation qui

diminuent considérablement le suintement ichoreux et les douleurs. Depuis lors, la malade fait le pansement avec des boulettes trempées dans la solution de chlorure de zinc, et des lavages vaginaux avec une solution de permanganate de potasse à 2/1000.

L'utérus en mai 1885 est complètement immobilisé et les ligaments larges paraissent pris.

La malade succombe en mars 1886.

OBSERVATION II (1)

Cancer primitif du corps de l'utérus. — Curettage et cautérisation intra-utérine au fer rouge.

Mme X..., 60 ans, souffre depuis près d'un an d'un écoulement fétide et sanguinolent, auquel sont venus se joindre, depuis trois mois, des douleurs très intenses, dans les lombes et les flancs. Ces névralgies lombaires survenaient, par accès, à des heures régulières vers midi, et le soir vers 6 heures.

Les accès durent une heure environ et arrachent des cris à la malade. Pas de fièvre. Un médecin des hôpitaux soigne la malade pendant plusieurs mois pour une dilatation de l'estomac, à laquelle il attribue les phénomènes douloureux, attachant peu d'importance à l'écoulement vaginal. Un chirurgien a pratiqué au mois de juillet un curettage de l'utérus, non suivi de cautérisations.

Tous les traitements étant restés sans résultats, la malade après avoir essayé en vain le sulfate de quinine, l'aconit, se trouve enfin réduite à se pratiquer un nombre considérable d'injections de morphine. Elle est pâle, les jambes légèrement infiltrées et garde le lit. L'appétit n'a pas entièrement disparu.

(1) Cette observation ainsi que les observations II, III, IV, V, sont empruntées à la thèse de Despréaux.

Au mois d'octobre 1886, M. Pozzi est appelé, et il se trouve en présence du diagnostic de dilatation de l'estomac, névralgies symptomatiques, métrite occasionnée, peut-être, par un corps fibreux.

Le premier examen, dans lequel il trouve un col ramolli mais intact, lui fait réclamer un second examen, plus complet, sous l'anesthésie pour asseoir plus complètement le diagnostic de la lésion utérine, qu'il croit prédominante.

La malade est endormie. Le col saisi avec une pince est abaissé : on procède à sa dilatation avec des bougies de Hégar.

L'index est ensuite introduit et promené dans l'utérus, et constate la présence de fongosités abondantes qui tapissent complètement sa cavité. Celle-ci est très agrandie. Sa profondeur est de 9 centimètres, et sa largeur est considérable. Le col est tout à fait intact quoique ramolli et enflammé. Diagnostic porté : cancer du col de l'utérus avec envahissement probable des ganglions pelviens, d'où la compression des nerfs et la névralgie.

On propose comme traitement palliatif, d'enlever les fongosités avec la curette et de cautériser, au fer rouge, la surface interne de l'utérus. Cette opération est acceptée, et faite quinze jours après la première séance d'exploration, dont les suites avaient été absolument bénignes.

Anesthésie. Dilatation du col. Abrasion des fongosités avec de larges curettes tranchantes. Une grande quantité de matières mollasses, d'apparence encéphaloïde est enlevée ; larges irrigations de l'utérus et du col avec une solution de sublimé très chaude. Elles sont faites très rapidement et ne parviennent pas à arrêter l'hémorrhagie considérable qui se fait, pour ainsi dire, à plein canal, par le col dilaté de l'utérus. Mais immédiatement, trois cautères en roseau du volume du pouce, chauffés au rouge vif, sont plongés jusqu'au fond de l'utérus et promenés dans sa cavité. Chaque cautérisation est faite très vite et suivie aussitôt d'une injection antiseptique froide. En quelques instants l'hémorrhagie est ainsi arrêtée, et un simple suintement persiste par l'orifice béant du col. Afin de s'opposer au retour de l'hémorrhagie, et afin d'empêcher la stagnation dans la cavité utérine des liquides qui devaient suinter à la surface grattée et cautérisée, cette cavité est remplie de lanières de gaz iodoformée, enfoncées jusqu'au fond avec une longue pince, et tassées très modérément. Irrigations antiseptiques du vagin.

A la suite de cette opération, la température ne s'éleva pas au-dessus de 38 degrés. Aucun phénomène fébrile prononcé. Pas de réaction péritonéale.

Une simple sérosité, à peine teintée de sang, s'écoule dans les deux premiers jours. On commence à retirer la gaze iodoformée le troisième jour et on achève de la retirer le cinquième. Irrigations intra-utérines, à partir de ce moment-là, matin et soir, avec une solution phéniquée à 10/000.

Trois semaines après l'opération, le col est entièrement refermé. La malade ne perdait plus du tout. Elle avait repris des forces, de l'appétit et commençait à se lever.

On avait pu supprimer la morphine peu à peu, jusqu'à ne lui en donner qu'un centigramme par jour. Cette amélioration ne subsiste pas plus d'un mois et demi. Au bout de ce temps, les pertes utérines réapparaissent, et la malade se soumet à une seconde opération semblable.

A ce moment là on s'aperçoit de la présence, au devant du méat urinaire, au-dessus de la colonne antérieure du vagin, d'un noyau cancéreux légèrement ulcéré.

On applique le même procédé opératoire qu'auparavant, et le curettage est suivi de la même amélioration temporaire Depuis lors, cette malade n'a pas été revue.

OBSERVATION III

Cancer fongueux du col de l'utérus. — Curettage. — Ligature temporaire des artères utérines.

Mme X..., 35 ans, souffrant d'une hémorrhagie et de douleurs lombaires très intenses depuis six mois. Lorsqu'elle a été examinée par M. Pozzi, au mois de décembre dernier, elle jouissait d'une certaine apparence de santé, et ne se croyait pas malade. Au toucher, épithélioma du col utérin formé par un champignon de consistance ferme ayant envahi la partie supérieure de la lèvre antérieure de la totalité de la pointe jusqu'au cul-de-sac vaginal, qui est fortement entamé. Utérus immobile. Les ligaments larges, ne sont probablement pas intacts. On ne peut songer qu'à une opération palliative ayant pour but de tarir les hémorrhagies et de retarder l'évolution du mal.

Curettage à la fin de décembre. Anesthésie. Ligature préalable temporaire des artères utérines suivant le procédé de Schrœder-Martin. L'utérus abaissé, une forte aiguille courbe armée d'un fil de soie s'est enfoncée dans le cul-de-sac latéral à deux travers de doigt de l'utérus, en ayant soin de ne pas empiéter sur le cul-de-sac antérieur, région des uretères. Cette ligature est faite des deux côtés. Le nœud est serré fortement sur la muqueuse vaginale. On attaque alors le néoplasme avec la curette tranchante et on évide profondément de manière à creuser une cavité à la place où se trouvait le fongus. *Pas une goutte de sang* ne s'écoule, grâce à la ligature préventive. Trois fers rouges sont successivement éteints dans la cavité blanche et lardacée produite par l'évidement. Chaque application est suivie d'une irrigation froide. Suites très bénignes, pas de fièvre quelques vomissements chloroformiques. L'hémorrhagie qui existait quoique faible, avant l'opération a été complètement arrêtée. Ecoulement leucorrhéique pendant les quelques jours où se détachent les eschares. Irrigation au sublimé. Les règles ont reparu à l'époque normale sans exagération. La malade est revenue voir M. Pozzi, six semaines plus tard, n'ayant plus eu qu'un très faible suintement liquide sans aucune hémorrhagie, elle se plaint toujours de fortes douleurs lombaires, mais a repris des forces et de l'appétit.

A l'examen, au toucher et au spéculum, on constate le retrait et l'effacement considérable de la cavité opératoire transformée en une petite cupule à bords et à fonds indurés. État général très satisfaisant.

OBSERVATION IV

Cancer du col de l'utérus. — Curettage.

G... Augustine, 47 ans, fruitière, entrée le 3 janvier 1888, à l'hôpital Pascal, salle A, service de M. Pozzi.

Très bonne santé habituelle jusqu'à l'année 1886, a eu deux enfants, le dernier à 28 ans. Règles toujours régulières. En septembre 1886, la malade éprouve des douleurs lombaires, une pesanteur abdominale, et se plaint de pertes blanches Elle est obligée de garder le lit pendant un mois à l'hôpital d'Angers. Elle avait à cette époque des pertes de sang dont deux très abondantes et qui se sont prolongées pendant trois mois sans interruption. Le Dr Desaneaux pratique après anesthésie l'abla- tion d'un champignon du volume du pouce. La malade retourne chez elle au mois de décembre 1886.

Depuis lors assez bonne santé, sauf des pertes blanches. Les règles d'après ce que raconte la malade, reviennent bien régu- lièrement, mais sont peut-être un peu plus abondantes que de coutume. Depuis le mois de septembre 1887, la malade est presque continuellement dans le sang, sa santé s'altère, son teint devient jaune, elle perd l'appétit. Elle se décide à entrer à l'hôpital le 3 janvier.

A cette époque existent tous les symptômes d'un épithélioma du col. Le 16 janvier curettage avec des curettes tranchantes, abrasion de végétations cancéreuses assez volumineuses, cautérisation au fer rouge. Depuis lors, la malade a perdu une sérosité teintée de sang, mais pas de sang ni de caillots comme auparavant. Son état général est meilleur, elle est d'ailleurs encore en traitement à l'hôpital Pascal.

OBSERVATION V

Cancer du corps de l'utérus. — Rétention des liquides. — Phénomènes graves. — Curettage et cautérisation intra-utérine au fer rouge.

Louise A..., 59 ans, couturière, entrée le 1er janvier 1888, à l'hôpital Pascal, salle A, lit 5. Réglée à 16 ans. Menstruation régulière, 4 enfants, le dernier en 1862. Couches bonnes sauf la dernière qui est suivie d'hémorrhagies durant 4 jours et présentant une assez grande gravité.

Cependant elle se rétablit bien, les règles reviennent et restent normales. A 50 ans, ménopause, sans trouble de la santé. Il y a 2 ans elle commence à perdre en blanc, puis les pertes deviennent rosées et ressemblent à du jus de viande clair. Quelques pertes de sang, durant seulement 4 ou 5 heures, mais très considérables, affaiblissaient beaucoup la malade et la forçaient à garder le lit pendant plusieurs semaines. Elle va consulter un médecin qui la traite par des cautérisations tous les 2 jours pendant 8 mois.

Fréquemment la nuit, douleurs lombaires extrêmement intenses, amaigrissement, grande faiblesse.

En novembre 1886 la malade entre dans le service de Gallard, et y reste jusqu'au mois de février.

Dans le courant de novembre, Gallard pratique le grattage avec une curette et fait suivre ce premier curettage d'une cautérisation au thermo-cautère. La nuit qui suit le curettage, la malade perd du sang pendant une heure. On arrête cette métror-rhagie au moyen d'injections chaudes et de perchlorure de fer. Six semaines plus tard, cautérisations simples sans curettage. Depuis la première opération la malade ne perdait plus de sang.

Les pertes deviennent bientôt fétides, de couleur grisâtre et mêlées d'une petite quantité de sang. Il paraît y avoir eu, dès cette époque, rétention utérine des liquides, car la malade signale ce fait, que ses pertes se produisaient subitement, en très grande abondance et suivaient justement une période de jours où elle avait très peu perdu. Cette évacuation soulageait toujours beaucoup la malade, et le mieux dans son état était d'autant plus apprécié que les jours précédents elle avait à se plaindre de malaise, d'anorexie, etc.

Tous ces phénomènes disparaissaient après l'évacuation.

Elle sort de l'Hôtel-Dieu en février 1887; et entre, le 21 du même mois, à l'hôpital Pascal, salle A, n° 5, service de M. Pozzi.

A ce moment l'examen au toucher et au spéculum révèle l'existence d'un cas type d'épithélioma du corps de l'utérus sur les symptômes duquel nous n'avons pas besoin d'insister. Le col est intact, seulement entr'ouvert et ramolli ; au spéculum on ne découvre aucune altération. Au moyen du cathétérisme, on reconnaît la présence de fongosités intra-utérines appré-ciables ; la cavité est très agrandie. Le 2 mars, sans anesthésie, après dilatation du col avec les bougies de Hégar, on pratique un curettage des fongosités destiné à permettre le facile écou-lement de liquides qui donnent lieu comme déjà précédemment à des phénomènes de rétention. Ce curettage est suivi de cau-térisation au fer rouge plongé et promené largement dans la cavité utérine. L'amélioration qui suit l'opération est très sensible et la malade peut partir pour le Vésinet quatre se-maines plus tard. Elle y reste un mois puis rentre chez elle jusqu'au mois d'août. A ce moment elle se décide à revenir à l'hôpital ; on lui fait tous les jours des injections intra-utérine sans curettage ni cautérisation. Elle retourne ensuite au

Vésinet jusqu'au 15 septembre, et le 1er janvier reprend un lit
à l'hôpital. Dans les premiers jours du mois, phénomènes
graves de rétention intra-utérine ; la malade a de la fièvre,
des frissons, un malaise très accentué, une anorexie absolue et
même quelques vomissements, son état devient même grave.
Le 12 janvier, nouveau curettage suivi de cautérisation. Rien
de particulier à noter. Depuis cette époque la malade n'a plus
eu de pertes ; mange avec appétit et peut même se lever. Elle
perd toujours en blanc, ces pertes ne sont pas extrêmement
fétides et d'ailleurs depuis quelques jours les injections vaginales sont faites avec la liqueur de Labarraque au 1/4. L'état
général est très satisfaisant ; la malade est encore à l'hôpital
Pascal.

OBSERVATION VI

Épithélioma du col. — Hystérectomie vaginale. — Mort.

(Observ. rédigée par M. LAMOTTE).

Entrée à Pascal, salle A, 15 juin 1887.

B... Clémence, 47 ans. Pas d'antécédents héréditaires.
Réglée à 15 ans : a encore des époques menstruelles.

Deux accouchements normaux, et deux fausses couches.
Elle a commencé à souffrir il y a un an.

Douleurs abdominales à irradiations vers les cuisses et les
lombes.

Depuis 5 mois la malade perd de l'eau rousse très fétide.
Jamais de pertes sanglantes, en dehors des règles ; mais ménorrhagies sérieuses.

Depuis un mois surtout, la malade a maigri et a perdu complètement l'appétit.

Examen. — Au toucher, l'on trouve le col de l'utérus très
gros, irrégulier, avec des saillies dures et ligneuses. Une de
ces saillies, située sur le côté gauche du col, est violacée.

Utérus mobile, culs-de-sac libres.

Par le toucher rectal, l'on peut constater une augmentation de volume considérable du corps de l'utérus.

Opération le 20 juin 1887. Elle est rendue assez laborieuse par le volume de l'utérus.

L'opération terminée, la malade était dans un état syncopal; hypothermie; température rectale, 36°,8.

On enveloppe la malade dans des linges chauds, et on lui fait prendre du rhum et du café.

L'opérée reprend le dessus ; mais vers le soir, accès de suffocation ; la face se congestionne, la malade se soulève sur son lit, pour mettre en action toutes ses énergies inspiratoires.

Après cette crise de suffocation qui dure quelques instants, la malade retombe dans l'état d'adynamie où elle était après l'opération.

Les accès de suffocation se reproduisirent pendant la nuit, et la malade succombe le lendemain de l'opération.

Sondée régulièrement de 5 heures en 5 heures, la malade a rendu des urines claires, où l'examen n'a rien trouvé.

Autopsie. A l'ouverture de la cavité abdominale, on trouve près du bord inférieur du grand épiploon, des traces manifestes de péritonite, qui a soudé l'épiploon aux intestins, et l'on trouve une assez grande quantité de liquide purulent épais.

On dissèque la vessie et les uretères, et l'on voit que le gauche a été sectionné, le droit est intact. Les deux bouts sont à peine distants l'un de l'autre d'un centimètre 1/2 à deux centimètres. Reins altérés, capsule adhérente.

La substance corticale diminuée d'épaisseur, présente une coloration jaune clair.

Les pyramides sont aussi altérées. Le foie est gras.

Estomac intact. Rien du côté du cœur, où l'on trouve des caillots cruoriques.

Granulations grises assez nombreuses au sommet des poumons. Le sommet du poumon gauche, présente des adhérences, restes d'une pleurésie tuberculeuse ancienne.

Pas d'excavations. Rien aux bases. Pas d'embolie pulmo-
naire. Cerveau intact.

OBSERVATION VII

Epithélioma du col. — Hystérectomie vaginale. — Guérison.

(Observ. rédigée par M. LAMOTTE.)

L..., 53 ans, ménagère. Réglée à 14 ans, régulièrement. Ménopause à 50 ans. Deux accouchements normaux. Il y a 7 mois
a malade ressent des douleurs dans le ventre, douleurs ne lui
laissant aucun repos ni nuit, ni jour. C'étaient des élancements
s'irradiant vers les lombes et les cuisses.

Il y a 2 mois, la malade non réglée depuis deux ans, eut une
perte sanglante abondante, qu'elle mit sur le compte d'un trau-
matisme léger.

Depuis, plus d'hémorrhagies, pas de pertes fétides. État général satisfaisant ; elle n'a pas maigri, mais commence à présenter quelques troubles dyspeptiques.

Examen. — Au toucher, on trouve un col volumineux, entr'ouvert. L'orifice du col est entouré de mamelons durs, ligneux,
de grosseur variable. Sur le pourtour de l'orifice, existe une
ulcération peu étendue.

L'utérus est mobile et ne paraît pas augmenté de volume.
Le toucher rectal, ne donne aucun renseignement nouveau.
Opération le 23 juin 1887.

La seule difficulté opératoire rencontrée dans l'opération fut
une certaine peine à abaisser l'utérus.

Suites opératoires des plus simples. Pas de fièvre, aucune
hémorrhagie.

La malade se lève le 15e jour après l'opération. La plaie vaginale est fermée et cicatrisée ; restait un fil qu'on enlève.

La malade a été revue le 28 octobre, presque 5 mois après
l'opération. Le vagin est en tous points parfaitement souple.

Cependant la malade se plaint de quelques douleurs lombaires qui la gênent dans la marche.

OBSERVATION VIII

Épithélioma du col. — Hystérectomie vaginale. — Guérison.

(Observ. par M. LAMOTTE, interne du service).

C... Louise, 38 ans, entrée le 20 septembre 1887, à Lourcine-Pascal.

Réglée à 15 ans, et l'est encore.

Un accouchement normal.

Pas d'antécédents héréditaires.

Depuis 5 mois cette femme se sent malade. Elle a des pertes blanches très abondantes, sans odeur, et en même temps elle est tourmentée par des tiraillements lombaires extrêmement douloureux.

La malade a maigri un peu, mais cependant est encore dans des conditions de santé satisfaisantes.

Il y a un mois 1/2, deux métrorrhagies abondantes.

Examen. — Col diminué de longueur, fort entr'ouvert et où l'on introduit aisément l'index : on sent alors qu'il est dur, comme ligneux et bosselé.

Les bords de l'orifice sont irréguliers, et présentent aussi des bosselures dures.

Au spéculum, on trouve dans la cavité cervicale une ulcération limitée par le bourrelet dur et irrégulier que nous avons signalé.

Les parois vaginales ne sont pas envahies.

L'utérus est mobile.

Hystérectomie vaginale le 28 septembre 1887.

On saisit les lèvres du col, mais elles cèdent et ne permettent qu'un abaissement difficile.

Incision du cul-de-sac postérieur. Suture immédiate de la tranche, ce qui arrête l'hémorrhagie. Même manœuvre en avant. Le col est libéré. On le décolle avec les doigts, et on arrive sur les ligaments larges. On sectionne le ligament large droit, après avoir fait, avec une aiguille mousse, une série de sutures-ligatures. Ce ligament libéré, l'utérus s'abaisse facilement, et on sectionne aisément de la même façon le ligament large gauche.

Suites simples. Pas d'hémorrhagies, pas de fièvre. Drainage et pansement avec la gaze iodoformée.

Quinze jours après la malade se lève.

A la sortie, l'examen montre le parfait état des parties.

Observation IX

Épithélioma du col. — Kyste de l'ovaire. — Hystérectomie. Suppuration du kyste. — Guérison.

(Observ. par M. LAMOTTE, interne du service).

L..., 34 ans, domestique, entrée le 18 novembre 1887, salle Pascal, salle A, lit n° 7.

Réglée à 15 ans. Deux enfants. La malade fait remonter à cinq mois le début de son affection : pertes blanches, accompagnées de douleurs s'irradiant dans les cuisses et du côté des lombes. Depuis un mois, pertes sanglantes fréquentes.

Etat actuel. — Bon aspect général.

Au toucher, ulcération profonde du col, l'ulcération dont les bords renversés, s'arrêtent sur les lèvres du museau de tanche. Culs-de-sac dépressibles, ligaments larges paraissant intacts.

Par la palpation bi-manuelle, on constate l'existence d'une tumeur régulière, lisse, fluctuante, du volume des deux poings, diagnostiquée : kyste de l'ovaire.

En présence de cette complication, M. Pozzi décide de faire d'abord l'hystérectomie, se proposant d'enlever plus tard le kyste.

Hystérectomie vaginale le 28 novembre.

A cause de la friabilité du col, qui se déchire sous la traction, l'abaissement est difficile. On réussit cependant à faire basculer l'utérus en arrière, à *lier* le ligament large gauche, puis on *lie* le droit, et l'on enlève l'utérus, qui n'est plus représenté que par une sorte de calotte, à moitié envahie par le cancer. L'ablation achevée, la trompe droite vient tomber dans le vagin ; elle est saisie, et coupée entre deux ligatures.

L'ouverture vaginale est diminuée par deux points de suture au catgut, une bandelette de gaze iodoformée est placée dans le cul-de-sac de Douglas, puis le vagin bourré de gaze iodoformée.

Suites opératoires des plus simples, et tout semblait terminé, quand le 15e jour après l'opération, la malade eut un écoulement purulent abondant par le vagin.

Au spéculum, l'on voit alors le fond du vagin ouvert, et laissant couler un pus verdâtre, mal lié, abondant, et montrant des lambeaux de tissus conjonctif mortifié.

L'on ne constate plus la tumeur kystique. On pense alors que le kyste s'est enflammé et s'est évacué par le vagin.

Lavages phéniqués faits avec un tube en caoutchouc, qui dépasse le fond du vagin, et pénètre profondement dans une cavité, où il se meut librement.

Le lendemain, on enlève des débris membraneux, sphacélés, et le surlendemain on enlève facilement avec des pinces, la poche toute entière.

On introduit profondément à la place du kyste, des lanières de gaze iodoformée, changées tous les jours, lavages quotidiens.

La suppuration se tarit rapidement. La malade quitte l'hôpital le 19 janvier 1888, deux mois après son entrée.

Revue dernièrement, santé parfaite, aucune trace de récidive.

OBSERVATION X

*Épithélioma du corps. — Fibro-myome volumineux. —
Impossibilité d'extraction vaginale. — Opération de Freund.
— Guérison.*

B..., 47 ans, entre à la clinique de Breslau. Nullipare. Réglée
à 16 ans, régulièrement.

Depuis 6 mois écoulements séro-sanguinolents.

En même temps douleurs dans le bas-ventre, augmentées par
la pression. Appétit modéré.

Etat actuel. — Anémique et flasque. Cœur et poumons sains.
Ventre douloureux à la pression. Vulve étroite, vagin de dimensions moyennes, lisse ; col vierge. Corps volumineux et dur.
Pas de résistance dans les culs-de-sac. On fait un grattage
pour amener des parcelles de la muqueuse et confirmer le diagnostic. La curette s'enfonça considérablement, tellement
qu'on dut s'arrêter de crainte de perforer l'utérus.

Le diagnostic histologique fut : épithélioma à cellules cylin-
driques.

Après le grattage il y eut une ascension élevée de la température.

Colpohystérectomie le 18 decembre 1886. On ouvre d'abord
le cul-de-sac droit et suture les vaisseaux. De même à gauche.
Malgré cette libération, l'utérus ne descendit presque pas. On
libéra encore davantage les environs de l'utérus. Malgré cela,
quoique libéré de toutes ses adhérences, il fut impossible de
l'attirer en bas. Le doigt introduit dans l'abdomen, montra que
les ligaments larges étaient relâchés : ils n'étaient donc pas le
siège de la résistance. Mais par le toucher, on put sentir à la
face postérieure de l'utérus, comme une agglomération de petits
myomes.

On ne put même en se servant du palper abdominal combiné, abaisser l'utérus. On cramponna l'utérus avec des crochets et alors s'écoula du pus : il fallait prendre une détermination, car les manœuvres répandaient le pus dans l'abdomen.

Aussi ouvrit-on l'abdomen. On vit alors que le pus ne venait pas, comme on l'avait pensé de l'utérus, mais d'une péritonite enkystée ; due probablement à une perforation de l'utérus par la curette.

On fit le lavage de la cavité abdominale avec de l'eau salicylée. Il y avait une adhérence intestinale à l'utérus, qu'on sectionna, et dont l'hémostase fut difficile à faire. L'utérus fut enlevé. On met des lanières d'iodoforme dans la région malade, lanières passant dans le vagin ou on met un tampon iodoformé.

L'abdomen fut refermé.

L'opération fut bien supportée. Le 20e jour la malade sortait guérie.

OBSERVATION XI (1)

*Cancer du col de l'utérus. — Fibro-myomes. — Grandes
difficultés d'extraction.*

J. B..., 38 ans, entre à la Clinique de Breslau, réglée de bonne heure, 3 enfants.

Il y a un an, irrégularité dans les règles, métrorrhagies et ménorrhagies abondantes qui épuisent la malade. Perte de l'appétit.

Insomnies. Envies fréquentes d'uriner.

État actuel. — Femme petite, anémique et adipeuse, cœur et poumons sains. Vulve large, vagin large et lisse.

La lèvre antérieure du col est en ectropion et effacée, tirée et renversée vers le cul-de-sac droit par une bride fibreuse, résultat cicatriciel d'un accouchement.

_____

(1) Traduite et résumée comme l'observation XI du mémoire de Hullung. *Centralblatt für gynækologic*, 1887.

Lèvre postérieure molle, rugueuse au toucher. Les culs-de-sac sont douloureux, le gauche est souple, mais le droit présente une certaine résistance.

L'utérus qu'on explore aisément par le toucher bimanuel, est fort augmenté de volume, surtout dans ses dimensions transversales.

Le toucher fait légèrement saigner la malade.

Au spéculum, on voit tout d'abord la bride cicatricielle, signalée plus haut, on voit surtout la lèvre postérieure, changée en un vaste ulcère, saignant facilement.

On en enlève un morceau qu'on examine au microscope.

Diagnostic. Carcinome utérin.

Opération le 21 octobre 1886. D'après la méthode employée à la Clinique de Breslau. Opération gênée pour la liberté du champ opératoire, par la bride qui, quoique sectionnée, ne permettait que d'abaisser difficilement l'utérus.

Incision de 8 cent. du cul-de-sac droit. Les vaisseaux utérins furent sectionnés du coup et l'hémostase fut difficile, opérant en plein tissu cicatriciel. On continua à sectionner les parties après avoir fait des sutures-ligatures préalables, mais on ne put arriver très haut.

On put ensuite mesurer le cul-de-sac gauche ; mais encore ici l'hémostase, fut entravée par l'immobilité de l'utérus.

On incisa et libéra enfin ce col sur son pourtour et on décolla l'utérus des parties voisines. De forts crochets furent enfoncés dans l'utérus ; plusieurs fois ils dérapèrent, mais finalement, et après de très grandes difficultés on réussit à extraire l'utérus.

On trouva plus tard que la difficulté de l'extraction était due à la présence de plusieurs myomes dans le fond de l'utérus. Guérison.

CONCLUSIONS

Le traitement du cancer de l'utérus est :

A.   Palliatif.
B. — Curatif.

A. — On ne peut tenter une opération radicale avec chances de succès :

1° Lorsqu'il y a envahissement des tissus pelviens. Le meilleur signe de la localisation utérine du mal est la mobilité de l'organe.

2° Lorsque le vagin est pris ; dans ces cas il faut se contenter d'une opération palliative.

B. — 1° Le traitement curatif *de choix* est l'hystérectomie vaginale.

2° Cette opération doit être faite aussitôt que possible. La limitation du mal n'est point une contre-indication : c'est au contraire une indication formelle et pressante.

3° La seule contre-indication opératoire dans les cas d'utérus mobile, est relative au volume de l'organe ne permettant pas son passage facile par la filière pelvienne.

Ce volume excessif peut se rencontrer dans les circonstances suivantes.

a. *Le corps seul est pris.* — Alors l'on doit faire l'hystérectomie abdominale supra-vaginale.

b. *Le col seul est pris.* — On fera l'amputation sus-vaginale du col.

c. *Le corps et le col sont pris.* — On préférera à l'opération d'hystérectomie totale abdominale de Freund, qui a donné de déplorables résultats, une opération palliative, consistant dans l'évidement à la curette tranchante et la cautérisation au fer rouge.

TABLE DES MATIÈRES

IMPRIMERIE LEMALE ET Cⁱᵉ, HAVRE.

9 782016 144916